医学影像学读片指南

YIXUE YINGXIANGXUE DUPIAN ZHINAN

主编　高素娟　刘建新　赵宇博　李　建

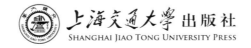

上海交通大学出版社

SHANGHAI JIAO TONG UNIVERSITY PRESS

内容提要

本书分为影像学基础与临床影像两部分，基础部分简要介绍了医学影像成像理论，包括X线成像理论、CT成像理论、MR成像理论及超声成像理论的内容，临床影像部分以X线影像、CT影像、MR影像及超声影像为骨架，具体包括肌肉骨骼系统疾病的X线影像、五官疾病的CT影像、颅脑疾病的MR影像、乳腺疾病的MR影像、甲状腺疾病的超声影像及妇产科疾病的超声影像内容。本书适合广大影像科医师、技师及临床医师选择影像检查方法、学习疾病影像表现时参考使用。

图书在版编目（CIP）数据

医学影像学读片指南 / 高素娟等主编. --上海 ：
上海交通大学出版社，2022.9
ISBN 978-7-313-26530-2

Ⅰ．①医… Ⅱ．①高… Ⅲ．①影像诊断－指南 Ⅳ.
①R445-62

中国版本图书馆CIP数据核字（2022）第160634号

医学影像学读片指南
YIXUE YINGXIANGXUE DUPIAN ZHINAN

主　　编：高素娟　刘建新　赵宇博　李　建
出版发行：上海交通大学出版社　　　　　　　地　　址：上海市番禺路951号
邮政编码：200030　　　　　　　　　　　　　电　　话：021-64071208
印　　制：广东虎彩云印刷有限公司
开　　本：710mm×1000mm 1/16　　　　　　经　　销：全国新华书店
字　　数：232千字　　　　　　　　　　　　印　　张：13.75
版　　次：2023年1月第1版　　　　　　　　插　　页：2
书　　号：ISBN 978-7-313-26530-2　　　　　印　　次：2023年1月第1次印刷
定　　价：128.00元

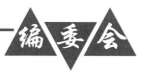

BIANWEIHUI 编委会

◎ 高素娟

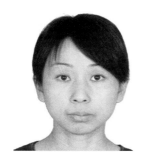

女，副主任医师。毕业于济宁医学院临床专业，现就职于山东省聊城市妇幼保健院超声科，现任山东省医学会超声分会委员、山东省医院协会医学超声分会委员、聊城市医学会超声分会常委。擅长各种临床超声诊断。曾多次获医院"优秀工作者""先进个人"等荣誉称号。发表论文6篇，出版著作2部。

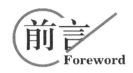

前言
Foreword

医学影像学源于 19 世纪末德国物理学家伦琴发现的 X 线,迄今已有 100 多年历史。20 世纪 70～80 年代,核素、B 超、CT 等成像技术,特别是 MRI 的相继加入,使医学影像学迈入新时代。近年来,计算机等工程技术和自然科学理论的渗透及技术交叉,促使医学影像学得以飞速发展。影像诊断在临床各科许多疾病的诊断过程中都起到非常重要甚至决定性作用,无论是在病情评估、病灶性质判定、手术方案的制订,或是评估治疗后效果,尤其是在创伤性疾病治疗过程中,医学影像学结论是必要指征。除接触和解剖外,医学影像是能让医师了解患者体内形态、功能、代谢等改变的重要"侦查"途径。因此,医学影像诊断在临床上的价值日益重要。对医学影像结果的阅读分析能力是临床医师的基本功,然而,各种涉及医学影像学的书籍专业性强弱不一、内容深浅不同,各有权重,踏入茫茫书海,既要掌握常规的 X 线表现,又要牢记 CT、B 超和 MRI 的各种影像表现特点,使影像学相关人员难以抉择。为了便于临床医师灵活掌握并指导临床实践,我们特组织编写了《医学影像学读片指南》一书。

本书分为影像学基础与临床影像两部分,基础部分简要介绍了医学影像成像理论,包括 X 线成像理论、CT 成像理论、MR 成像理论及超声成像理论的内容,临床影像部分以 X 线影像、CT 影像、MR 影像及超声影像为骨架,具体包括肌肉骨骼系统疾病的 X 线影像、五官疾病的 CT 影像、颅脑疾病的 MR 影像、乳腺疾病的 MR 影像、甲状腺疾病的超声影像及妇产科疾病的超声影像内容。本书改变了传统的编写方式,以影像学表现、征象为主线进行分类阐述,兼顾临床症状、体征的合理编排,力求全方位、多层次地论述疾病的诊断与鉴别要点,指导和帮助临床医师解决日常工作中遇到的难题。本书适用于广大影像科医师和技师,也可作为临床医师选择影像检查方法、学习疾病影像表现的参考书。

编者对本书倾注了大量的心血,期盼本书的出版能在影像学的发展道路上起到抛砖引玉的作用。但由于编者经验不足,加之时间有限,本书中难免存在疏漏之处,恳请读者批评指正。

《医学影像学读片指南》编委会

2022 年 6 月

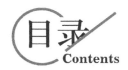

目录
Contents

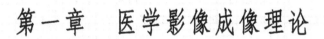

第一章　医学影像成像理论

第一节　X线成像理论

一、X线成像原理

(一)X线影像信息的传递

1.摄影的基本概念

(1)摄影:将光或其他能量携带的被照体的信息状态以二维形式加以记录,并可表现为可见光学影像的技术。

(2)影像:反映被照体信息的不同灰度(或光学密度)及色彩的二维分布形式。

(3)信息信号:由载体表现出来的单位信息量。

(4)成像过程:光或能量→信息→检测→图像形成。

(5)成像系统:将载体表现出来的信息信号加以配置,就形成了表现信息的影像,此配置称为成像系统。也就是从成像能源到图像形成的设备配置。

2.X线影像信息的形成与传递

(1)X线影像信息的形成:由X线管焦点辐射出的X线穿过被照体时,受到被检体各组织的吸收和散射而衰减,使透过后X线强度的分布呈现差异;到达屏-片系统(或影像增强管的输入屏),转换成可见光强度的分布差异,并传递给胶片,形成银颗粒的空间分布,再经显影处理成为二维光学密度分布,形成光密度X线照片影像。

(2)X线影像信息的传递:如果把被照体作为信息源,X线作为信息载体,那么X线诊断的过程就是一个信息传递与转换的过程。下面以增感屏-胶片体系

— 1 —

作为接受介质,说明此过程的 5 个阶段。

第 1 阶段:X 线对三维空间的被照体进行照射,形成载有被照体信息成分的强度不均匀分布。此阶段信息形成的质与量,取决于被照体因素(原子序数、密度、厚度)和射线因素(线质、线量、散射线)等。

第 2 阶段:将不均匀的 X 线强度分布,通过增感屏转换为二维的荧光强度分布,再传递给胶片形成银颗粒的分布(潜影形成);经显影加工处理成为二维光学密度的分布。此阶段的信息传递转换功能取决于荧光体特性、胶片特性及显影加工条件。此阶段是把不可见的 X 线信息影像转换成可见密度影像的中心环节。

第 3 阶段:借助观片灯,将密度分布转换成可见光的空间分布,然后投影到人的视网膜。此阶段信息的质量取决于观片灯的亮度、色温、视读观察环境。

第 4 阶段:通过视网膜上明暗相间的图案,形成视觉的影像。

第 5 阶段:最后通过识别、判断做出评价或诊断。此阶段的信息传递取决于医师的资历、知识、经验、记忆和鉴别能力。

(二)X 线照片影像的形成

X 线透过被照体时,由于被照体对 X 线的吸收、散射而减弱。含有人体密度信息的透过射线作用于屏-片系统,经过加工处理形成密度不等的 X 线照片。

X 线照片影像的五大要素:密度、对比度、锐利度、颗粒度及失真度,前 4 项为构成照片影像的物理因素,后者为构成照片影像的几何因素。

1.光学密度

(1)透光率:指照片上某处的透光程度。在数值上等于透过光线强度与入射光强度之比,用 T 表示:$T = $ 透过光线强度/入射光线强度 $= I/I_0$。

T 值的定义域为 $0 < T < 1$,透光率表示的是照片透过光线占入射光线的百分数,T 值大小与照片黑化的程度呈相反关系。

(2)阻光率:指照片阻挡光线能力的大小。在数值上等于透光率的倒数,用 O 表示:$O = 1/T = I_0/I$。O 的定义域为 $1 < O < \infty$。

(3)光学密度:照片阻光率的对数值称作照片的光学密度值,用 D 表示:$D = \lg O = \lg(I_0/I)$。光学密度也称黑化度。密度值是一个对数值,无量纲。

2.影响 X 线照片密度值的因素

(1)照射量:在正确曝光下,照射量与密度成正比,但在曝光过度或不足时,相对应的密度变化小于照射量的变化。这说明影像密度的大小不仅取决于照射量因素,还取决于 X 线胶片对其照射量的反应特性。

(2)管电压:管电压增加使 X 线硬度增强,使 X 线穿透物体到达胶片的量增多,即照片的密度值增加。由于作用于 X 线胶片的感光效应与管电压的 n 次方成正比,所以当胶片对其响应处于线性关系时,密度的变化则与管电压的 n 次方成正比。管电压的变化为 40~150 kV 时,n 的变化从 4 降到 2。

(3)摄影距离:X 线强度的扩散遵循平方反比定律,所以作用在 X 线胶片上的感光效应与摄影距离的平方成反比。

(4)增感屏:胶片系统在 X 线摄影时,增感屏与胶片组合使用,其相对感度提高,影像密度大。

(5)被照体厚度、密度:照片密度随被照体厚度、密度的增高而降低。肺不能单以厚度来决定其吸收程度,吸收程度不同,对照片密度的影响也不同。肺的吸气位与呼气位摄影要获得同一密度的影像,X 线量差 30%~40%。

(6)照片冲洗因素:X 线照片影像密度的变化,除上述因素之外,与照片的显影加工条件有密切关系,如显影液特性、显影温度、显影时间、自动洗片机的显影液、定影液的补充量等。

3.照片影像的适当密度

符合诊断要求的照片应密度适当,对比鲜明且层次丰富。照片的密度值在 0.2~2.0 范围内最适合人眼观察。

(三)X 线对比度

1.概念

(1)X 线对比度的定义:X 线照射物体时,如果透过物体两部分的 X 线强度不同,就产生了 X 线对比度 K_X,也称射线对比度。

$$K_X = \frac{I}{I'} = \frac{I_0\, e^{-\mu d}}{I_0\, e^{-\mu' d'}} = e^{\mu' d' - \mu d}$$

其中 I_0 为入射线量,I、I' 为不同部位的透过 X 线强度,μ、μ' 为物体不同部位的吸收系数,d、d' 为物体不同部位的厚度。

(2)X 线对比度按指数规律变化:从表达式看 K_X 只与 $d'(\mu'-\mu)$ 有关系,但实际上围在 $\mu' d'$ 周围的 μd 起滤过板的作用,使 X 线质变硬;另外 μd 产生散射线,使对比度受到损失。

(3)影响 X 线对比度的因素:X 线吸收系数 μ、物体厚度 d、人体组织的原子序数 Z、人体组织的密度 ρ、X 线波长 λ。

(4)人体对 X 线的吸收:按照骨骼、肌肉、脂肪、空气的顺序而变小,所以在这些组织之间产生 X 线对比度。而在消化道、泌尿系统、生殖系统、血管等器官内不产生 X 线对比度,无法摄出 X 线影像,但可以在这些器官内注入原子序数不同或者密度不同的物质(对比剂),即可形成 X 线对比度。

2.X 线对比度指数

在 $KX = e^{d'(\mu'-\mu)}$ 表达式中的指数$(\mu'-\mu)$,即吸收系数之差是形成 X 线对比度的原因,把$(\mu'-\mu)$称为对比度指数。

对比度指数特点:管电压上升,对比度指数下降,软组织之间的对比度指数亦变小。软组织的对比度指数在 40 kV 时仅是 0.07,30 kV 时上升到 0.14。若管电压下降,指数上升很快。肺组织的对比度指数在管电压上升时下降很快,但在 60～80 kV,对比度指数几乎不变化。

3.X 线对比度观察法

(1)透视法:通过荧光板,将波长为$(0.1～0.6)\times10^{-8}$cm 的 X 线转换成波长为$(5～6)\times10^{-5}$cm 的可见影像。

(2)摄影法:胶片接受 X 线照射形成潜影,通过显影处理而成为可见影像的方法。但胶片感光膜对 X 线的吸收很少,99%的 X 线穿过胶片,因而需将 X 线通过荧光物质制成的增感屏转变为荧光,使胶片感光(医用 X 线摄影几乎都用这个方法)。

(四)X 线照片的光学对比度

1.概念

(1)定义:X 线照片上相邻组织影像的密度差称为光学对比度。照片对比度依存于被照体不同组织吸收所产生的 X 线对比度,以及胶片对 X 线对比度的放大结果。

X 线胶片由双面药膜构成,所以观察到的对比度是一面药膜对比度的 2 倍。

(2)照片上光学对比度(K)与 X 线对比度(KX)的关系:光学对比度是依存于被照体产生 X 线对比度 KX 的。利用胶片特性曲线可以得出:

$$K = D_2 - D_1 = \gamma \lg I_2/I_1 = \gamma \lg KX = \gamma(\mu1\ d_1 - \mu2\ d_2)\lg e$$

其中 γ 表示 X 线胶片特性曲线的斜率,$\mu1$、$\mu2$、d_1、d_2 分别表示被照体两部分的线性吸收系数和厚度。

2.影响照片对比度的因素

主要为胶片 γ 值、X 线质和线量,以及被照体本身的因素。

(1)胶片因素:胶片的反差系数(γ 值)直接影响着照片对比度,因 γ 值决定着对 X 线对比度的放大能力,故称其为胶片对比度。应用 γ 值不同的胶片摄影时,所得的照片影像对比度是不同的,用 γ 值大的胶片比用 γ 值小的胶片获得的照片对比度大。

此外,使用屏-片系统摄影,与无屏摄影相比,增感屏可提高照片对比度。同样,冲洗胶片的技术条件也直接影响着照片对比度。

(2)射线因素:包括以下几点。

X 线质(kV)的影响:照片对比度的形成,实质上是被照体对 X 线的吸收差异,而物质的吸收能力与波长(受管电压影响)的立方成正比。在高千伏摄影时,骨骼、肌肉、脂肪等组织间 X 线的吸收差异减小,所获得的照片对比度降低;在低千伏摄影时,不同组织间 X 线的吸收差异大,所获得的照片对比度高。

X 线量(mAs)的影响:一般认为 mAs 对 X 线照片的对比度没有直接影响,但随着线量的增加,照片密度增高时,照片上低密度部分影像的对比度有明显好转。反之密度过高,把线量适当减少,也可使对比度增高。

灰雾对照片对比度的影响:由 X 线管放射出的原发射线,照射到人体及其他物体时,会产生许多方向不同的散射线,在照片上增加了无意义的密度,使照片的整体发生灰雾,造成对比度下降。

灰雾产生的原因:胶片本底灰雾;焦点外 X 线和被检体产生的散射线;显影处理。

(3)被照体本身的因素:包括以下几点。

原子序数:在诊断放射学中,被照体对 X 线的吸收主要是光电吸收。特别是使用低 kV 时,光电吸收随物质原子序数的增加而增加。人体骨骼由含高原子序数的钙、磷等元素组成,所以骨骼比肌肉、脂肪能吸收更多的 X 线,它们之间也就能有更高的对比度。

密度:组织密度越大,X 线吸收越多。人体除骨骼外,其他组织密度大致相同。肺就其构成组织的密度来讲与其他脏器相似,但活体肺是个充气组织,空气对 X 线几乎没有吸收,因此肺具有很好的对比度。

厚度:在被照体密度、原子序数相同时,照片对比度被厚度所支配。如胸部的前、后肋骨阴影与肺部组织形成的对比度不一样,原因是后肋骨厚于前肋骨。另外,当组织出现气腔时相当于厚度减薄。

二、X线的几何投影

(一)X线管焦点成像性能

1.概念

(1)实际焦点:灯丝发射电子经聚焦后,在X线管阳极靶面上的撞击面积称为实际焦点。

(2)有效焦点及其标称值。

有效焦点:在成像面上各处实际焦点的投影称为X线管有效焦点。

有效焦点的尺寸:指实际焦点在X线中心线方向上的投影。理论上有效焦点为长方形,其大小为 $a \times b\sin\alpha$。

其中 a 为焦点的宽,b 为实际焦点的长,α 为靶面倾角。

有效焦点标称值:1982 年国际电工委员会(International Electrotechnical Commission,IEC)336 号出版物上阐述了用无量纲的数字如 2.0、1.0、0.6 等来表示有效焦点的大小,此数字称为有效焦点标称值,其值是指有效焦点或实际焦点的宽的尺寸。

(3)主焦点与副焦点:焦点聚焦槽与灯丝的位置对阴极电子流的流动、焦点的形成会产生重要作用。相对而言,从灯丝正面发射出的电子所形成的焦点称为主焦点,从灯丝侧面发射的电子所形成的焦点称为副焦点。主焦点与副焦点共同形成实际焦点。

(4)照射野的X线量分布:在一厚为 1.0 mm 的铅板上加工几排平行的针孔,并将此铅板置于焦点和胶片正中,用适当的条件进行曝光,便可得到一张多个焦点针孔像的照片。从照片上可看到,在照片的长轴上,近阳极端有效焦点小,X线量少;近阴极端有效焦点大,X线量多,这一现象被称为焦点的方位特性。在照片的短轴上有效焦点的大小对称相等,X线量分布也对称相等。

2.焦点的极限分辨率(R)、调制传递函数(MTF)及散焦值(B)

(1)焦点的极限分辨率(R)。

定义:焦点的极限分辨率 R(LP/mm)是在规定测量条件下能够成像的最大空间频率值。

$R_{像} = 1/2\ d = 1/Z\theta$

$R_F = R_{像} \times (M-1) = (M-1)/Z\theta R_F b = (M-1)/Z_L\theta$

$R_F a = (M-1)/Z_w\theta$

2 d 是 X 射线管焦点的线扩散函数的半值宽度,用星形测试卡测试时,2 d

是测得的模糊区的一对楔条对应的弧长；$R_{像}$、R_F分别为焦点像面上、焦点面上的极限分辨率；R_Fa、R_Fb分别为焦点宽方向上与焦点长方向上的极限分辨率；Z_w、Z_L分别为星形测试卡照片上垂直于X射线管长轴方向和平行于X射线管长轴方向上的模糊区直径；M为星形测试卡照片放大率。

测试方法：星形测试卡。

结果：①X线管焦点小，其分辨率就大；反之，其分辨率就小。②焦点上的线量分布为单峰时，其分辨率就大；线量分布为多峰时，其分辨率就小。③R值大的焦点成像性能比R值小的好。

（2）焦点的调制传递函数（MTF）。

定义：MTF是描述X线管焦点这个面光源在照片影像上产生半影模糊而使像质受损的函数。

域值范围：其最大值为1，最小值为零，$0 \leqslant H(\omega) \leqslant 1$。

$H(\omega)=1$，表示影像的对比度与物体的对比度一致；$H(\omega)=0$，表示影像的对比度=0，即影像消失。

测试方法：狭缝照相法。

结果：一般来说，在同一个空间频率值时，MTF值大的焦点成像性能好，MTF小的焦点成像性能差。焦点尺寸小，MTF大，成像性能好。

（3）焦点的散焦值（B）。

概念：描述X线管焦点的极限分辨率随着负荷条件变化而相对变化的量。实验证明，有效焦点的尺寸是随着负荷条件变化而变化的，特别是在X线管的管电压较低时，其大小随着选用的管电流的大小不同而有较大变化。管电流增大，焦点的尺寸变大，焦点的极限分辨率下降。

测试设备：星形测试卡。

计算：$B=R_{50}/R_{100}$。

R_{50}表示用规定的负载因素所测得的焦点的极限分辨率；R_{100}表示用规定的负载因素所测得的焦点的极限分辨率，为R_{50}管电流的2倍。

一般焦点的散焦值$B \geqslant 1$。当散焦值越接近1时，其成像性能受负荷影响越小。

3.几何学模糊

（1）焦点的尺寸：焦点尺寸在X线摄影中受投影学因素的支配而形成半影，即模糊阴影。焦点尺寸越大，半影越大，影像越模糊。

（2）半影又称模糊阴影，其大小可按下式计算：$H=F \times b/a$。

式中:F 代表焦点的尺寸,b 代表肢-片距,a 代表焦-肢距。

(3)减小半影办法:缩小焦点尺寸;使被照体尽量靠近胶片;增大焦-肢距。

(4)模糊阈值:当半影模糊 H=0.2 mm 的模糊值是一般人眼生理视觉的模糊阈值。

(5)焦点的允许放大率:因为 H=F×b/a=F×(M-1),所以 M=1+H/F=1+0.2/F。

式中:M 为焦点的允许放大率;0.2 为人眼的模糊阈值;F 为焦点的尺寸。

(二)X 线束

1.概念

由 X 线管阳极靶面发出的 X 线可视为由无数微小面积组成,那么每个微小面积都发出一个光锥样 X 线束。显然,整个阳极靶面可视为由许多小光锥样 X 线束组成的一个大 X 线束。这一线束经过管壁玻璃、油层、管套窗口及滤过板的吸收,就成为 X 线摄影中具有一定穿透能力的 X 线束。

2.照射野

通过 X 线管窗口的 X 线束再经过遮线器的控制,入射于肢体的曝光面的大小称为照射野。

摄影时,应将 X 线照射野缩小到能包括肢体被检部位的最小范围。

3.中心线、斜射线

X 线束中心位置的那一条 X 线被称为中心线。中心线是投射方向的代表。一般情况下,中心线应通过被摄部位的中心,并与胶片垂直。

在 X 线束中,中心线以外的 X 线都称为斜射线。斜射线与中心线成角,离中心线越远,成角越大。

(三)焦点、被照体、胶片间投影关系

1.影像放大

在 X 线投影过程中,如果被照体的影像与实际物体具有同样的几何形态,只有几何尺寸变大时,称为影像放大;若同时又有形态上的改变,称为变形。影像放大与变形的程度,总称为失真度。

2.影像的变形

影像与实物不相似称为影像失真。照片影像的变形,是同一被照体的不同部位产生不等量放大的结果。一般来说,对影像大小的判断是比较容易的,可通过放大率的计算得出结论。然而,对影像形态的判断却比较困难,因为人体组织

本身的形态就是各种各样,而且不断变化。即便是同一组织,也可因中心射线、该组织及胶片三者位置的变化而显示出不同的形态。影像的变形可分为放大变形、位置变形、形状变形。

(1)放大变形:若物体与胶片不平行,则肢体各部位的放大率也不一致。近胶片侧放大率小,远离胶片侧放大率大,造成了影像失真。

(2)位置变形:由于体内二点离焦点的远近不同,使二点影像的放大率不同而引起影像失真。假设被照体有两个病灶 A 与 B,它们距离中心线距离相等,但 A 病灶距胶片比 B 病灶远。摄影结果是 A 病灶影像落到了 B 病灶影像的外侧,距中心线越远这种差别越大,这说明靠近中心线和靠近胶片的物体的位置变形最小。此外,当中心线改变时,也可造成位置变形。

(3)形状变形:被照组织不在焦点的正下方,而是处在焦点的斜下方,所以其影像与实际组织产生了差异,这种形状的变形叫歪斜失真。

如球形病灶在中心线垂直投影时,其影像是圆形。若是在倾斜中心线投影下成像,则为椭圆形。

X 线中心线投射方向和角度的改变,对被照体的变形有很大影响。在 X 线摄影学中,当确定某一摄影位置时,总要把中心线的投射方向、角度和入射点作为一个要领提出来,就是因为考虑了 X 线影像形成中的几何因素。一般来说,要求中心线通过摄影位置中的目的部位,并垂直于胶片,其目的是防止该部位影像的变形。但是,在 X 线摄影中为了避开非检部位的影像重叠,利用中心线倾斜投影也是必要的。

(4)变形的控制:影像的放大与变形受 X 线投影过程中几何条件的控制,即取决于中心线(焦点)、被照体、胶片三者间位置的关系。所以,为防止影像的严重变形,应遵循以下几个原则:①被照体平行于胶片时,放大变形最小;②被照体接近中心线并尽量靠近胶片时,影像的位置变形最小;③一般来说,中心线入射点应通过被检部位并垂直于胶片时,影像的形状变形最小。

3.放大率

(1)放大率的概念:在 X 线摄影中,X 线束是以焦点作为顶点的锥形放射线束。将被照体 G 置于焦点与胶片之间时,因为几何投影关系,一般被照体离开焦点一定的距离 a(焦-肢距),胶片离开肢体一定的距离 b(肢-片距)。所以,肢体在 X 线胶片上的影像 S 要比肢体 G 大,是被放大了的影像。S 与 G 之比即影像的放大率 M,而且胶片离肢体越远,影像放得越大。影像的放大率 $M = S/G = (a+b)/a = 1 + b/a$

焦-片距与肢-片距是影响影像放大的两个主要因素。当焦-片距一定时,物体影像放大就取决于肢-片距;肢-片距越远,影像放大就越大;如果肢-片距保持不变,焦-片距越近,影像放大也就越大。

影像放大对影像质量的影响小于变形。但是,对于需要测量部位的照片,如心脏测量、眼球异物定位等,影像放大则成为主要矛盾。此时,焦-片距的确很重要,心脏测量要在 200 cm,以缩小放大率。眼球异物定位的摄影距离,一定要与制作的测量标尺的放大率一致。

(2)模糊阈值。国际放射学界公认:当照片上的半影模糊值<0.2 mm 时,人眼观察影像毫无模糊之感;当半影模糊值=0.2 mm 时,人眼观察影像开始有模糊之感。故 0.2 mm 的半影模糊值就是模糊阈值。影像放大率的确定就基于模糊阈值(0.2 mm),也就是说,无论焦点尺寸、肢-片距、焦-片距怎样变化,其模糊值不应超过 0.2 mm。

(3)焦点允许放大率:半影 $H=F×b/a=F×[(a+b)/a-1]=F×(M-1)$。将模糊阈值 $H=0.2$ mm 代入上述公式,则:

$0.2=F×(M-1)$,$F=0.2/(M-1)$,或 $M=1+0.2/F$

如果已知焦点(F)的尺寸,即可求出该焦点所允许的最大放大率(M)。

4.X 线照片影像的对称关系

在摄影中保持影像对称是很重要的。因为,在许多情况下需要用人体双侧对比的方法加以鉴别诊断。例如,脑血管造影中正位摄影,都要求被照体影像能对称显示。否则,任何倾斜变形或局部影像产生位移都会造成诊断上的错误。照片影像产生不对称的原因是中心线束的倾斜或被照体的旋转。

5.影像重叠

肢体是分布于三维空间的立体物,而得到的 X 线影像是分布于二维空间的平面像,必然有组织影像重叠的现象。所以要表现人体的结构,须采用前后和左右几个方向的摄影,以减少影像重叠和掩盖现象,使某些组织器官、病灶能清楚地显示。

X 线照片影像的重叠有 3 种情况。

(1)大物体密度小于小物体密度,而且相差很大时,其重叠的影像中对比度很高,可以明显看到小物体的影像。如胸部照片肺野中的肋骨阴影很明显。

(2)大、小物体组织密度相等,而且都比较高时,重叠后影像中小物体的阴影隐约可见,但对比度差。如膝关节正位照片中骨的影像。

(3)大、小物体组织密度相差很大,而且大物体密度大于小物体密度时,重叠后影像中小物体的阴影由于吸收很小而看不到。如胸片中看不到胸骨的影像。

若想观察密度低的物体影像,常采用旋转体位或利用斜射线摄影,或利用体层摄影使密度高的物体影像产生均质化,可将低密度的物体影像衬托出来。当然,还可采取造影检查和 CT、MR 检查等方法。

6.切线投影

用 X 线摄影肢体时,被摄部位自身可能有重叠和掩盖现象,使得某些病灶不能清楚地显示。为了使某些边缘凸出、凹陷或病灶显示清楚,可以将中心 X 线从肢体被检部位的局部边缘通过,以免病灶本身和其他部分重叠,此种摄影方法称作切线投影。

被照体局部边缘部位与 X 线束呈切线状态时,可造成该部与其他部分 X 线吸收的悬殊差异,其结果是影像呈现出一个锐利的边界。通过这一部分的 X 线束俗称"切线",其造成的影像效果称为"切线效果"。

三、X 线的散射线

(一)散射线的产生及其含有率

1.概念

(1)散射线的定义:由于焦点外 X 线或 X 线穿过被照体及其他物体产生的与原发 X 线同向、反向或侧向,且比原发 X 线波长长的 X 线称为散射线。

(2)散射线的产生:在 X 线摄影能量范围内,从 X 线管发射出的原发射线对人体进行照射时,一部分能量穿透人体前进,一部分能量产生光电效应和康普顿散射,从而减弱了原发射线的强度。经过被照体后的 X 线由两部分组成,一部分为带有被照体信息的被减弱的原射线;另一部分为在散射吸收中产生的散射线,这些散射线几乎全部来自康普顿散射。

(3)散射线含有率:透过被照体作用在胶片上的 X 线量,是自 X 线管发出的被人体组织减弱的直进的原射线与散射线之和。散射线在作用于胶片上的全部射线量中所占的比率,称为散射线含有率。

2.影响散射线含有率的因素

(1)管电压:散射线含有率随管电压的升高而加大,但在 90 kV 以上时,散射线含有率趋向平稳。此外,散射线光子能量也因原发射线能量的增加而增加。而且原发射线能量越大,所产生的散射线光子的散射角越小,与直进的形成影像的原发射线越靠近,对照片对比度产生的灰雾机会也越大。

(2)被照体厚度:在相同管电压及照射野下,散射线含有率随被照体厚度的增加而大幅度增加。在 20 cm×20 cm 照射野,体模 15 cm 厚度的散射线比体模 5 cm 厚度时增加了 1 倍。当被照体厚度超过 15 cm 时,虽然散射线含有率仍在增加,但因其上层组织中产生的散射光子受其能量限制,被下层组织所吸收不能到达胶片,因此,对胶片来说此时散射线的影响已不再增加。

被照体厚度产生的散射线对照片影像效果的影响,要比管电压产生的影响大得多。

(3)照射野:照射野是产生散射线重要的因素,当照射野增大时,散射线含有率大幅度上升。散射线含有率增加在 30 cm×30 cm 的照射野时达到了饱和。

3.散射线对照片对比度的影响

在 X 线通过肢体后,一定会产生散射线。一部分散射线射向胶片方向,使照片对比度受到损害。X 线与暗盒、摄影台、建筑物相遇时,也必然产生散射线,这就加重了照片对比度的损失。

(二)散射线的减少与消除

1.散射线减少与消除的方法

减少和/或抑制散射线的方法:利用 X 线多叶遮线器控制照射野,减少散射线的发生;利用滤线栅消除散射线;使用金属后背盖的暗盒,减少到达胶片的散射线量;利用空气间隙法(Groedel 法)减少到达胶片的散射线的方法等。其中最有效的方法是滤线栅。

2.滤线栅

(1)滤线栅的构造:一般用厚度为 0.05～0.1 mm 的铅条,夹持在厚度为 0.15～0.35 mm 的铝或纸之间互相平行或按一定的斜率排列而成。

滤线栅的分类:按结构特点分聚焦式、平行式和交叉式;按运动功能分静止式(固定式)和运动式。①平行栅(线形栅):铅条纵轴排列的方位是相互平行的,其铅条排列方向与床的长轴平行,以便允许沿栅的纵轴改变 X 线管的倾斜角度,不致使原发射线被栅的铅条吸收。②聚焦栅:栅的铅条呈倾斜排列,并聚焦于空间,栅平面与聚焦线的垂直距离称为栅焦距。每个滤线栅有各自的栅焦距,在这个距离上摄影,原发射线的损失最少。③活动滤线器:在栅板活动中曝光,使铅条阴影被抹除,避免铅条阴影对被照体影像的干扰。

(2)滤线栅的指标。栅比(R):滤线栅铅条高度与填充物幅度的比值为栅比。表示一个滤线栅清除散射线的能力,栅比值越高其消除散射线的作用越好。

R＝铅板的高度(h)/铅板的间隔(D)

栅密度(n):n 表示在滤线栅表面上单位距离(1 cm)内,铅条与其间距形成的线对数,常用线/cm 表示。

n＝1/(d＋D)栅比值相同,密度 n 值大的滤线栅,吸收散射线的能力强;栅密度相同,则栅比大的消除散射线的效果好。

铅容积(P):P 表示在滤线栅表面上平均 1 cm² 中铅的体积(cm³)。

P＝n•d•h

滤线栅的焦距(f_0)和焦栅距离界限($f_1 \sim f_2$):f_0 是聚焦滤线栅的倾斜铅条会聚于空中一直线到滤线栅板平面的垂直距离。

$f_1 \sim f_2$:X 线摄影时,以在聚焦滤线栅有效面积的边缘处,原射线透射值在聚焦距离上透射值的 60％(满足临床需要的 X 线照片)时,确定栅板的最低 f_1 和最高 f_2 的范围。这个范围随栅比的增加而缩小。

曝光量倍数(B):曝光量增加倍数,也称滤线栅因子。B 值越小越好。

(3)滤线栅的工作原理:滤线栅是由许多薄的铅条和易透过 X 线的低密度物质(木、铝或纸等)作为充填物,交替排列组成。在 X 线摄影中,将滤线栅置于胶片与肢体之间,焦点至滤线栅的距离与滤线栅的焦距相等,并使 X 线的中心线对准滤线栅板中心,原射线投射方向与滤线栅的铅条排列间隙在同一方向上,能通过铅条间隙而到达胶片产生影像。由于被照体产生的散射线是多中心、多方向的,其中大部分散射线被铅条所吸收,只有一小部分通过。

(4)滤线栅的切割效应:即滤线栅铅条侧面对 X 线原射线的吸收作用。

栅切割效应的产生有 4 种情况:①聚焦栅反置使用:照片呈现对应于栅板中线部分密度较高,两侧密度逐渐降低。②侧向倾斜。有两种情况:一种是中心线垂直栅板,但向一侧偏离了栅板中线;第二种是中心线与栅平面不垂直。此时原发射线不能顺利通过铅条间隙而被铅条吸收,照片表现两侧密度不一致。③上、下偏离栅焦距:当 X 线管焦点对准栅中心,但其位于栅聚焦线上或下方过大时,也会产生切割效应。表现同①,但较为缓和。若上、下偏离距离相同时,近栅焦距的切割效应造成的原射线的损失率大于远栅焦距。④双重偏离:侧向偏离及上、下偏离栅焦距同时发生,双重偏离可造成胶片不均匀照射,照片影像密度一边高一边低。

(5)使用滤线栅的注意事项:不能将滤线栅反置;X 线中心要对准滤线栅中心;倾斜 X 线管时,倾斜方向只能与铅条排列方向平行;焦点至滤线栅的距离要在允许范围内。

(6)滤线栅的选择使用:要求消除散射线率高时,选用栅比大的滤线栅;X 线斜射时,不能用交叉式滤线栅。

四、体层成像原理

体层摄影是摄取人体内某一平面上一定厚度的一层组织影像的摄影方法。在 CT 问世之前,是唯一能提供人体层面图像的 X 线检查方法。

随着 CT 技术的迅速发展,传统体层摄影使用逐渐减少。但一种数字合成体层成像又在发展中,这为体层成像技术注入了新的生机。

(一)体层摄影的基本原理

在普通 X 线摄影中,要得到肢体的清晰影像,必须在曝光中使 X 线管、肢体和接受介质保持严格固定,有一个因素产生晃动影像即模糊。体层摄影就利用了这一基本原理,使指定层在曝光中与 X 线管、接受介质保持相对静止关系,所以能得到其清晰影像。指定层外组织与 X 线管、接受介质相对运动,所以被抹除。

体层摄影过程:在曝光过程中,X 线管、接受介质在连杆带动下,绕相当于人体指定层面高度的轴心做反方向匀速协调运动。这样,相当于转动轴心高度且始终与接受介质平行的那一层组织,在接受介质上的投影点始终保持相对固定,放大量始终一致,就能在介质上清晰成像。其他层面上组织的投影点不能保持固定,而被抹除。这一相对协调运动称作体层运动。

(二)体层成像的基本概念

1.曝光角

曝光角指体层摄影曝光期间,X 线中心线以转动支点为顶点形成的夹角。或曝光期间连杆摆过的角度。

2.体层厚度

曝光角固定时,离指定层越远层面上组织在成像介质上投影的移动量越大,被抹除的越彻底。最后在照片上成像的是指定层附近一薄层组织的 X 线像,该薄层组织的厚度即为体层厚度。其他层面上组织的影像被抹除而形成均匀的背景密度。

指定层外一定距离上的组织,其影像被抹除的程度与曝光角有关。曝光角越大,其被抹除的程度越大。即照片上清晰影像所对应的组织厚度随曝光角的增大而变薄。

3.体层运动轨迹

曝光中 X 线管焦点的移动平面的投影,叫作体层运动轨迹。当连杆在平面内摆动时,X 线管焦点也在该平面内移动,其运动轨迹必然是一条直线。当连杆

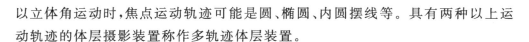

以立体角运动时,焦点运动轨迹可能是圆、椭圆、内圆摆线等。具有两种以上运动轨迹的体层摄影装置称作多轨迹体层装置。

(三)数字合成体层成像

1.原理

数字合成体层成像是一项基于平板探测器的技术。与传统几何体层摄影原理相似,摄影时,X线管与平板探测器沿检查床长轴做同步、反向的平行运动。在运动过程中,X线管受脉冲控制进行曝光,每一脉冲曝光瞬间,平板探测器就采集一次。于是,整个照射角内,平板探测器在不同位置上得到了多角度投照,有几十次的单个投影图像数据被快速采集。然后通过计算机将这几十次投影图像数据按序叠加在一起。

无论X线管处在哪个位置照射,由于中心线倾斜的原因,造成聚焦层面上、下不同高度的组织结构具有不同的投影位置。也就是说,只有位于聚焦(支点)平面上组织的投影在系列各单个采集图像中的位置不变,而位于聚焦面上、下不同高度的组织结构投影,在各采集图像中像素的位置发生偏移。距聚焦面越远,偏移距离越大;距聚焦面越近,偏移距离越小,但同平面中的像素偏移距离相同。计算机在对各角度投影数据叠加的同时,再加上对各角度投影的像素进行位移,就重建出体层面图像。通过改变像素的位移量,就可以获得不同层面的图像。

2.临床使用特点

(1)一次体层运动采集可回顾性重建出任意多层面的体层图像,简化了操作步骤。

(2)可进行重力负荷下的立位体层摄影。

(3)不产生金属伪影。

(4)辐射剂量小,用于肺癌普查,DTS的辐射剂量可从10 mGy下降到3 mGy。

(5)可在显示器上进行多层面的连续观察。即时对画面进行确认,减少重检率,缩短检查时间。

(四)曲面体层成像

1.概述

口腔曲面全景摄影又称口腔曲面体层摄影。通过一次曝光即可将全口牙齿的体层影像显示在一张照片上。不仅可以显示出全口牙齿,而且可以同时显示上颌骨、下颌骨、颞颌关节、上颌窦、鼻腔等部位。还能观察全部牙列的咬合关系,牙齿近、远、中倾斜角度,乳恒牙交替及牙根形成情况。对于下颌骨骨折、髁状突骨折、下颌多发骨折的定向,以及分析上颌窦炎、囊肿、颌面部肿瘤、畸形也有一定诊断价值。

2.成像原理

如图 1-1 所示,两个大小相等的圆盘,分别以 O_1、O_2 为中心,沿箭头所示方向以相同的角速度 ω 旋转,自右方有一细 X 线束通过 O_1、O_2 进行放射。

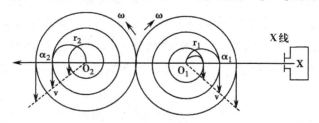

图 1-1 曲面体层成像原理

自旋转圆盘的 O_1 至 r_1 的 α_1 点处放置被照体,由 O_2 到 r_2 的 α_2 点处放置胶片,则 α_1 点、α_2 点的速度 v 相等,即:

v＝角速度（ω）×到中心点的距离（r）＝ωr

因为速度相等,所以位于圆弧上被照体的各点与对应于圆弧的胶片上投影点相对速度等于零。因此,在 α_1 点的牙列部分能清楚地显示在 α_2 点的胶片上。而 α_1 点以外的身体组织部分与胶片的速度不同,所以成像模糊。也就是说 α_1 点内侧圆的半径 r 小、角速度 ω 也小,α_1 点外侧圆的半径 r 大、角速度 ω 也大,所以在胶片上的投影模糊。将可清楚显示组织结构的这一半径点内外空间范围(宽度)称为体层域,凡投影在体层域内的组织才显示清楚。

3.基本方式

(1)单轴方式:这是最早使用的一种旋转体层方式,X 线管固定不动,胶片与被检体以相同的角速度围绕 O_1 和 O_2 做相反方位旋转,获得颌面部的体层像。

此种旋转方式获得的体层域轨迹是一种圆弧曲度,而人体牙弓是抛物线状,与这种圆弧曲度不完全一致。故位于圆弧曲度上的牙齿显示清晰,圆弧曲度外的牙齿显示模糊或重叠,颈椎出现带状影与门齿重叠。具体应用中表现为门齿位于体层域外,显示模糊;磨牙牙列在体层域内斜形排列,牙齿投影相互重叠。这是单轴旋转体层摄影的最大缺点。

(2)双轴方式:利用一轴照左侧牙齿,一轴照右侧牙齿,然后切除胶片的空白处,将两侧影像合在一起组成一副全口牙齿,即一张颌面部体层照片。它解决了磨牙重叠的问题,但门齿仍显示模糊。

(3)三轴连续方式:此种方式是被检者不动,X线管球及胶片旋转。管球旋转过程中,旋转轴心是以三轴连续变化,使体层域的圆弧曲度与抛物线状牙弓不同段的曲度相近似。以 O_2 为旋转轴心时的圆弧度做前牙的体层摄影,以 O_1、O_3 为旋转轴心时做两侧磨牙的体层摄影,达到了体层运动轨迹与牙齿抛物线状相似。

以 O_2 为圆心的 1/3 圆周,可清楚地显示出门齿区,而 O_1、O_3 则各自的一部分圆弧可显示出对侧的外耳孔周边、颌面部、颞颌关节、下颌支和磨牙区。并可使颈椎影像分离,获得一张从下颌支、颞颌关节至颞后部整个区域的口腔全齿照片。

目前,口腔曲面体层摄影都采用连续旋转的方式。被检者固定不动,胶片和X线管开始旋转时即进行曝光,在公转的同时,胶片也做相应的自转(或平移)。因为是在转动中成像,故对设备运动速度的稳定性和同步性要求很高。

4.摄影技术

不同型号的曲面体层机,它们的体层运行轨迹和体层域虽不完全相同,但都是以人体颌面的解剖特征来设计的。从人体解剖分析,前牙厚约 4 mm、磨牙厚约 6 mm、上下垂直幅度为 15 mm。因此,受检者摆体位时,必须与机器的体层域相符。

标准人体将颏托调至 0 位,牙齿恰好位于体层域,遇特异体形可做前后调整。颏部至牙齿的距离,标准人体约为 6 mm。颏托与颏托刻度关系,刻度为 0 时,体层域的门齿位置在颏托内侧 6 mm,宽为 4 mm。

(1)上下颌全口牙齿摄影:被检者下颏置于颏托正中,头矢状面对准颏托中线并与水平面垂直。听眶线垂直头架基准线,即 $OP \perp HH'$。

显示部位:眼眶、上颌窦、鼻腔、外耳孔、上颌牙、下颌牙、下颌支。

(2)下颌体摄影:被检者下颏置于颏托正中,头矢状面对准颏托中线并与水平面垂直。听鼻线垂直头架 HH' 基准线(略仰头)。

显示部位:下颌孔、下颌管、颏棘部。

(3)上颌摄影:被检者下颏置于颏托正中,头矢状面对准颏托中线并与水平面垂直。听眦线垂直头架 HH' 基准线(略收颏)。

显示部位:上颌牙区清楚显示,下颌细微显示较差,筛窦蜂窝、鼻中隔及下鼻甲均清楚显示。

(4)颞颌关节摄影:被检者下颏置于颏托正中,头矢状面对准颏托中线并与水平面垂直。听眶线垂直头架基准线,即 $OP \perp HH'$。

若观察两侧颞颌关节、下颌小头、髁状突,可将颏托向前移 10 mm。如若侧重观察一侧关节结构,则可将颏托向被检侧的对侧移动 10 mm。

(5)变异牙齿摄影:如遇有上下牙齿不能对齐者,可让患者咬一软质透射线平板,则可将前牙对齐。

第二节　CT 成像理论

一、成像原理

CT 是医学影像领域最早使用数字化成像的设备。

CT 图像的基本特征可用两个词概括:"数字化"和"体积信息"。数字化图像的最小单位为像素;而无论层厚大小,CT 的扫描层面始终是一个三维的体积概念。

根据雷登(J.H.Radon)的数字成像基本原理,一幅人体层面的图像可从任意方向产生,但目前 CT 成像常用的方位仅有横断面成像。

在 CT 成像中利用了 X 线的衰减特性并重建成一个指定层面的图像。

(一)X 射线的衰减和衰减系数

X 线的衰减是指射线通过物体后强度的减弱,其间一些光子被吸收,而另一些光子被散射,衰减的强度大小通常与物质的原子序数、密度、每克电子数和源射线的能量大小有关。根据 Lambert-Beer 吸收定律,X 线通过人体组织后的光子与源射线呈指数关系。

在一匀质的物体中,X 线的衰减与该物质的行进距离成正比。假定比例常数为 μ,X 线的行进路程为 dX,穿过该物质后 X 线强度为 dI,则:

$$dI = -\mu dX$$

将上式进行不定积分运算,其路径 dX 被看作是 X 线所通过物质的厚度,并以 d 表示,则上式可简单写成:

$$I = I_0 e^{-\mu d}$$

式中 I 是通过物体后 X 线的强度,I_0 是入射射线的强度,e 是 Euler's 常数(2.718),μ 是线性吸收系数,d 是物体厚度。这是 X 线通过均匀物质时的强度衰减规律,是经典的匀质物体线性衰减系数公式。

在 CT 成像中,线性衰减系数 μ 值相对较重要,因它与衰减量的多少有关,计量单位是 cm^{-1}。根据等式 $I=I_0 e^{-\mu d}$ 可以得到线性衰减系数 μ 值,即:

$$I=I_0 e^{-\mu d}$$

$$I/I_0 = e^{-\mu d}$$

$$\ln I/I_0 = -\mu d \ln I_0/I = \mu d$$

$$\mu=(1/d) \cdot (\ln I_0/I)$$

式中 ln 是自然对数,因在 CT 中 I 和 I_0 都是已知的,d 也是已知的,根据上式就可以求得 μ 值。

单一能谱射线和多能谱射线的衰减不一样,单一能谱射线又称单色射线,其光子都具有相同的能;多能谱射线(多色射线)中的光子具有的能量则各不相同。CT 成像中以多能谱射线为主。

多能谱射线通过物体后的衰减并非是指数衰减,而是既有质的改变也有量的改变。即经衰减后光子数减少,射线的平均能量增加,并使通过物体后的射线硬化。因此,我们不能简单地将等式 $I=I_0 e^{-\mu d}$ 直接应用于 CT 多能谱射线的射线衰减,只能用一大致相等的方法来满足这一等式。

根据 X 线的基本特性,我们已知 X 线的吸收和散射有光电作用和康普顿效应,那么多能谱射线通过一个非匀质物体后的衰减大致可以用下述等式表示:

$$I=I_0 e^{-(\mu p + \mu c)d}$$

式中 μp 是光电吸收的线性衰减系数,μc 是康普顿吸收的线性衰减系数。光电作用主要发生在高原子序数组织中,在某些软组织和低原子序数的物质中则作用较小;康普顿效应是发生在软组织中,在密度有差别的组织中康普顿效应的作用则有所不同。另外,光电作用与射线能量大小有关,而康普顿效应并非像光电作用那样随能量的增加而增加。

(二)CT 数据采集基本原理

CT 的扫描和数据的采集是指由 CT 成像系统发出的、一束具有一定形状的射线束透过人体后,产生足以形成图像的信号被探测器接收。同时,所产生的扫描数据与最终形成图像的空间分辨率、伪影等密切相关。

在成像系统中,基本组成或必备的条件是具有一定穿透力的射线束和产生、接收衰减射线的硬件设备;其中,对射线束的要求包括它的形状、大小、运动的路径和方向。

简而言之,CT 的成像是透射射线按照特定的方式通过被成像的人体某断面,探测器接收穿过人体断面的射线,将射线衰减信号送给计算机处理,经计算机重建处理后形成一幅人体内部脏器的某断面的图像。

现在使用的 CT 机,一般有两种不同的数据采集方法,一种是一层一层即逐层采集法(非螺旋扫描),另一种是容积数据采集法(螺旋扫描)。

逐层采集法是 X 射线管围绕人体旋转,探测器同时接收采样数据,然后 X 线管停止旋转,检查床移到下一个扫描层面,重复进行下一次扫描,一直到全部预定的部位扫描完成。其间每一次只扫描一个层面。容积数据采集法是螺旋 CT 扫描时采用的方法,即患者屏住呼吸的同时,扫描机架单向连续旋转 X 线管曝光,检查床同时不停顿单向移动并采集数据,其采集的是一个扫描区段的容积数据。

在逐层采集法数据采集的第一步,X 线管和探测器围绕人体旋转,根据不同的空间位置,探测器依据穿过人体的衰减射线采集数据,这一相对衰减值可由下式计算:

$$相对衰减值 = \ln \frac{源射线强度(I_0)}{衰减后射线强度(I)}$$

一般来说,一幅 CT 图像需要几百个采样数据,而每一个采样数据由相当量衰减射线构成,所以,一次扫描全部衰减射线可有下述关系式:衰减射线总量＝采样数×每次采样射线量。

在理解采样过程中,我们还必须注意下述的情况:①X 线管与探测器是一个精确的准直系统。②X 线管和探测器围绕人体旋转是为了采样。③X 线管产生的射线是经过有效滤过的。④射线束的宽度是根据层厚大小设置严格准直的。⑤探测器接收的是透过人体后的衰减射线。⑥探测器将接收到的衰减射线转换为电信号(模拟信号)。

综上所述,CT 扫描成像的基本过程是由 X 射线管发出的 X 射线经准直器准直后,以窄束的形式透过人体被探测器接收,并由探测器进行光电转换后送给数据采集系统进行逻辑放大。而后通过模数转换器做模拟信号和数字信号的转换,由信号传送器送给计算机做图像重建,重建后的图像再由数模转换器转换成模拟信号,最后以不同的灰阶形式在显示器上显示。或以数字形式存入计算机硬盘,或送到激光相机拍摄成照片供诊断使用。

依据 CT 扫描的过程,其最终形成一幅 CT 图像可分为下述 8 个步骤。

(1)患者被送入机架后,X 线球管和探测器围绕患者旋转扫描采集数据,其发出的 X 射线经由球管端的准直器高度准直。

（2）射线通过人体后，源射线被衰减，衰减的射线由探测器接收。

（3）参考射线和衰减射线都转换为电信号，由放大电路进行放大。再由逻辑放大电路根据衰减系数和体厚指数进行计算、放大。

（4）经计算后的数据送给计算机前，还需由模数转换器将模拟信号转换为数字信号，然后再由数据传送器将数据传送给计算机。

（5）计算机开始处理数据。数据处理过程包括校正和检验，校正是去除探测器接收到的位于预定标准偏差以外的数据；检验是将探测器接收到的空气参考信号和射线衰减信号进行比较。校正和检验是利用计算机软件重新组合原始数据。

（6）通过阵列处理器的各种校正后，计算机做成像的卷积处理。

（7）根据扫描获得的解剖结构数据，计算机采用滤过反投影重建算法重建图像。

（8）重建处理完的图像再由数模转换器转换成模拟图像，送到显示器显示，或送到硬盘暂时储存，或交激光相机摄制成照片。

（三）CT 的图像重建

单层和多层螺旋 CT 的图像重建，除仍采用上述横断面重建基本方法外，又增加了一些图像重建的预处理步骤。

1. 单层螺旋 CT 的图像重建

根据奥地利数学家 Radon 的二维图像反投影重建原理，被重建的一幅二维图像平面上的任意点，必须采用一周扫描全部角度的扫描数据，传统的非螺旋扫描方式满足了上述要求。

由于非螺旋扫描，X 射线是以不同的方向通过患者获取投影数据，并利用平面投影数据由计算机重建成像，因此非螺旋扫描每一层的投影数据是一个完整的圆形闭合环，而螺旋扫描每一层的圆形闭合环则有偏差。

螺旋扫描是在检查床移动中进行，覆盖 360°的数据用常规方式重建会出现运动伪影。为了消除运动伪影，必须采用数据预处理后的图像重建方法，从螺旋扫描数据中合成平面数据，这种数据预处理方法被称为线性内插法。

线性内插的含义：螺旋扫描数据段的任意一点，可以采用相邻两点扫描数据通过插值，然后再采用非螺旋 CT 扫描的图像重建方法，重建一幅断面图像。

目前最常用的数据内插方式线性内插方法有两种，它们是 360°线性内插和 180°线性内插。

360°线性内插算法在螺旋扫描方法出现的早期被使用,它是采用360°扫描数据向外的两点通过内插形成一个平面数据。这种内插方法的主要缺点是由于层厚敏感曲线(slice sensitivity profile,SSP)增宽,使图像的质量有所下降。

180°线性内插是采用靠近重建平面的两点扫描数据,通过内插形成新的平面数据。180°线性内插和360°线性内插这两种方法最大的区别是,180°线性内插采用了第二个螺旋扫描的数据,并使第二个螺旋扫描数据偏移了180°的角,从而能够靠近被重建的数据平面。这种方法能够改善SSP,提高成像的分辨力,进而改善了重建图像的质量。

2.多层螺旋CT的图像重建

多层螺旋扫描的图像重建预处理,基本是一种线性内插方法的扩展应用。但因为多层螺旋扫描探测器排数增加,在重建断面没有可利用的垂直射线。另外,由于采用多排探测器和扫描时检查床的快速移动,如果扫描螺距比值选择不当,会使一部分直接成像数据与补充成像数据交叠,使可利用的成像数据减少,图像质量衰退。

为了避免上述可能出现的情况,多层螺旋的扫描和图像重建,一般要注意螺距的选择并在重建时做一些必要的修正。

多层螺旋CT扫描与单层螺旋CT相比,扫描采用的射线束已超越扇形束的范围,被称之为锥形束。由于射线束的形状改变,因此在图像重建中产生了一些新的问题,最主要的是扫描长轴方向梯形边缘射线的处理。

目前多层螺旋CT图像重建预处理主要有两种处理方法,一种是图像重建预处理不考虑锥形束边缘的预处理,另一种是在图像预处理中将锥形束边缘部分的射线一起计算。4层螺旋CT扫描仪大部分采用不考虑锥形束边缘的预处理。根据各生产厂商采用方法的不同,通常有以下几种重建预处理方法。

(1)扫描交叠采样的修正:又称为优化采样扫描,是通过扫描前的螺距选择和调节缩小Z轴间距,使直接成像数据和补充成像数据分开。

(2)Z轴滤过长轴内插:这是一种基于长轴方向的Z轴滤过方法。该方法是在扫描获得的数据段内确定一个滤过段,滤过段的范围大小根据需要选择,选择的范围大小又被称为滤过宽度,在选定的滤过段内的所有扫描数据都被做加权平均化处理。其滤过参数宽度和形状,通常可影响图像的Z轴分辨力、噪声和其他方面的图像质量。

(3)扇形束重建:单排探测器扫描所获得的数据,一般都采用扇形束重建算法。在多排探测器扫描方法中,是将锥形束射线平行分割模拟成扇形束后,再使用扇形束算法进行图像的重建。

（4）多层锥形束体层重建：多层螺旋 CT 扫描由于外侧射线束倾斜角度增大，在射线束螺距<1 或者层厚螺距<4 时，会出现数据的重叠。所以，4 层螺旋层厚螺距选择往往要避免使用 4 或 6 之类的偶数整数，但为了避免误操作，多数厂家已在螺距设置中采用限制措施避免这种选择的出现。

3.16 层和 16 层以上螺旋 CT 的图像重建

16 层以上螺旋 CT 的图像重建与 4 层螺旋 CT 不同，都已将锥形束边缘部分射线一起计算。目前世界上 4 家高端 CT 机生产厂商，分别采用了不同的图像重建预处理方法。如 Siemens 公司采用了一种被称为"自适应多平面重建"（adaptive multiple plane reconstruction，AMPR）的方法；GE 公司采用了"加权超平面重建"的方法，而 Toshiba 和 Philips 则都采用了 Feldkamp 重建算法。

（1）AMPR 的方法是将螺旋扫描数据中两倍的斜面图像数据分割成几个部分。重建时，各自适配螺旋的轨迹并采用 240°螺旋扫描数据。经过上述的预处理后，最终图像重建的完成还需要在倾斜的、不完整的图像数据之间采用适当的内插计算。采用 AMPR 重建方法后其内插函数的形状、宽度均可自由选择。像 4 层 CT 中的自适应 Z 轴内插方法一样，AMPR 方法也实现了扫描螺距自由可选，并且 Z 轴分辨力和患者的射线量与螺距大小无关。

（2）加权超平面重建的概念有点类似 AMPR 方法，但起始步骤有些不同。先将三维的扫描数据分成一个二维的系列，然后采用凸起的超平面做区域重建。如先收集全部投影数据中的 1～9，然后再收集 2～10、3～11，最后再将所有扫描数据加权平均处理。经过参数优化后，可改善图像的质量。

（3）Feldkamp 重建算法是一种近似非螺旋扫描三维卷积反投影的重建方法。该方法是沿着扫描测量的射线，将所有的测量射线反投影到一个三维容积，以此计算锥形束扫描的射线。三维反投影方法对计算机的要求较高，需配置专用的硬件设备来满足重建的速度和时间要求。

4.心电门控

心电触发序列扫描和心电门控螺旋扫描分别用于 4 层和 16 层以上的心脏成像。心电触发序列扫描是根据心电监控预设的扫描时机，在患者心电图 R 波的间期触发序列扫描，触发方式既可以选择 R-R 间期的百分比，也可以选择绝对值毫秒。这种方式又被称为前瞻性心电门控触发序列。

心电门控螺旋扫描又被称为回顾性心电门控螺旋扫描，目前用于 16 层以上螺旋 CT 的心脏成像。心电门控方法是在记录心电监控信号的同时，采集一段时间、全部心动周期的扫描数据,采用回顾性图像重建的方法,将心动周期舒张期的图像重建用于诊断。

回顾性心电门控的图像重建分两个步骤:第一步采用多层螺旋内插,以修正扫描时检查床移动的影响;第二步根据所需图像的位置,采用部分扫描数据重建横断面图像。采用一周扫描的部分数据重建图像,可提高心脏扫描的时间分辨率。

回顾性心电门控螺旋扫描可采用单个或多个扇区重建心脏图像,目的是为了提高心脏成像的图像质量。一般在心率较慢时常采用单扇区重建;在心率较快时采用两扇区或多扇区重建。图像重建时扇区的划分方法有自动划分方法和根据基准图像划分方法等。自动划分方法是根据扫描时患者的心率,自动将扫描的容积数据划分为一个或两个扇区(又称为"自适应心脏容积"算法);基准图像划分方法是先将单扇区的扫描数据重建成一个基准图像,然后再回顾性地做两扇区的图像重建,以改善心率较快患者的时间分辨率。另一种方法是根据患者的心率事先调整机架旋转的速度,以获得较好的时间分辨率,但这种方法的前提是患者的心率比较稳定。

(四)CT 的重建方法

根据 CT 发展的历程,CT 的图像重建曾经使用过数种方法,但不管是非螺旋 CT 还是螺旋 CT,目前多数 CT 机采用的图像重建基本方法仍是滤波反投影法。曾经采用和目前所使用的各种图像重建算法如下所述。

1.反投影法

反投影法又称总和法或线性叠加法。它是利用所有射线的投影累加值计算各像素的吸收值,从而形成 CT 图像。或者说是某一点(像素)的(吸收)值正比于通过这一点(像素)射线投影的累加。

直接反投影法的最主要缺点是成像不够清晰,需花大量的计算时间并且分辨率不够,目前已不采用这种算法成像。但这种方法却是 CT 其他成像算法的基础。

2.迭代法

迭代法又称逐次近似法。迭代法包括代数重建法、迭代最小平方法和联立方程重建法,此处只介绍代数重建法,以点概面。

代数重建法:首先对一幅图像的各像素给予一个任意的初始值,并利用这些假设数据计算射线束穿过物体时可能获得的投影值,然后用这些计算值和实际投影值比较,根据两者的差异获得一个修正值,再用这些修正值修正各对应射线穿过物体后的诸像素值。如此反复迭代,直到计算值和实测值接近并达到要求的精度为止。

迭代法早在 1956 年就被用于太阳图像的重建,后来被亨斯菲尔德用于 EMI-1 型头颅 CT 扫描机中。由于成像质量和重建时间等一些原因,目前的临床用 CT 扫描机已不采用这种重建方法。

3.滤波反投影法

滤波反投影法也称卷积反投影法,只进行一维傅立叶变换,是解析法之一。其成像过程大致可分预处理—卷积—反投影 3 步:先将全部投影数据(衰减吸收值)做预处理,经过预处理的数据称为原始数据,该原始数据可存入硬盘,在需要时再取出为重建图像采用;第二步将原始数据的对数值与滤波函数进行卷积,由于空间滤波函数 h(t)选取是卷积计算的关键,故称之为卷积核;第三步是经滤波后的原始数据被反投影成像,并通过显示器显示。

4.傅立叶重建法

傅立叶重建法也是解析法之一。傅立叶重建的基本方法是用空间和频率的概念表达一幅图像的数学计算方法。

采用傅立叶方法重建图像有下述优点:首先,一幅频率图像可采用改变频率的幅度来做图像的处理,如边缘增强、平滑处理;其次,这种处理方法能被计算机的工作方法接受;第三,频率信号利于图像质量的测试,如采用调制传递函数(MTF)的方法。但因需进行二维傅立叶变换,计算量较大,在实际应用中难度大于卷积反投影法。

解析法与迭代法相比有两个优点:在成像速度方面,因为图像重建的时间与被重建图像的大小和投影数有关,解析法要快于迭代法;在精确性方面,根据数据利用的情况,解析法也优于迭代法。但迭代法能用于不完整的原始数据,而解析法则不能。

(五)多层螺旋 CT 的成像特点

1.扫描速度更快

最快旋转速度目前可达到每圈 0.27 秒,X 线管旋转一周可获得几十层图像。

2.图像空间分辨率提高

图像的横向和纵向分辨率都显著提高。目前 4 层 CT 的横向分辨率和纵向分辨率分别是 0.6 mm 和 1.0 mm;16 层 CT 分别是 0.5 mm 和 0.6 mm;64 层 CT 则达到 0.3 mm 和 0.4 mm。

3.CT 透视定位更加准确

多层螺旋 CT 可同时行多层透视,应用实时重建可同时显示多个层面的透视图像,使 CT 透视引导穿刺的定位更准确。

4.提高了 X 线的利用率

多层螺旋 CT 的 X 线束在纵向上的厚度比单层螺旋 CT 有所增加,相应的多层螺旋扫描提高了 X 线利用率,并且也减少了 X 线管的负荷,降低了 X 线管的损耗。

二、基本概念

(一)层厚、重建间隔、体素

1.层厚

层厚是指扫描后一幅图像对应的断面厚度。在非螺旋 CT 扫描方式中,准直器打开的宽度等于层厚,并且所得的层厚不能通过再次重建处理改变;在单层螺旋 CT 扫描方式中,尽管准直器打开的宽度仍然是扫描结果所得的层厚,但可通过回顾性重建(如采用小层间隔重叠重建)来改变图像的质量属性;在多层螺旋 CT 扫描中,因为同样的准直器打开宽度可由 4 排甚至 16 排探测器接收,此时决定层厚的是所采用探测器排的宽度而非准直器打开的宽度。如同样 10 mm 的准直器打开宽度,可以由 4 个 2.5 mm 的探测器排接收,那么一层的层厚就是 2.5 mm;如果由 16 个 0.625 mm 的探测器排接收,可以产生 16 个层厚为 0.625 mm 的影像。

2.重建间隔

重建间隔也称为层间距、重建增量,定义为被重建的相邻图像在长轴方向的距离。通过采用不同的间隔,可确定螺旋扫描被重建图像层面的重叠程度,如重建间隔小于层厚即为重叠重建。重叠重建可减少部分容积效应和改善 3D 后处理的图像质量。

3.体素

体素是一个三维的概念,是 CT 容积数据采集中最小的体积单位。它有三要素,即长、宽、高。CT 中体素的长和宽即像素大小,都≤1 mm,高度或深度由层厚决定,有 10 mm、5 mm、3 mm、2 mm、1 mm 等。CT 图像中,根据断层设置的厚度、矩阵的大小,像素显示的信息实际上代表的是相应体素涵括的信息量的平均值。

（二）螺距

单层螺旋螺距的定义是扫描机架旋转一周检查床运行的距离与射线束准直宽的比值。螺距是一个无量纲的量，根据 IEC 说明，螺距的定义由下式表示：

$$螺距(P) = \frac{TF}{W}$$

式中 TF 是扫描架旋转一周床运动的距离，单位为 mm；W 是层厚或射线束准直的宽度，单位也是 mm。

多层螺旋 CT 螺距的定义基本与单层螺旋 CT 相同：扫描架旋转一周检查床运行的距离与全部射线束宽度的比值。

（三）窗口技术

CT 值标尺被设置为 −1 024～+3 071，总共有 4 096 个 CT 值，而 CT 显示系统灰阶的设置一般为 256 个灰阶，大大超出人眼识别灰阶的能力（一般不超过 60 个灰阶）。窗口技术是将全范围 CT 值分时分段进行显示的技术。被显示灰阶的范围称为窗宽（W），其中间值称为窗位（C），窗宽以外的 CT 值不显示。根据此概念，我们可以计算出 CT 值显示的范围：显示下限为窗位减去 1/2 窗宽，上限是窗位加上 1/2 窗宽，数学表达式如下：

C−W/2（下限）～C+W/2（上限）

如某一脑部图像的窗宽和窗位分别是 80 和 40，那么它所显示的 CT 值范围为 0～80。同样，我们可根据窗宽和窗位的概念设计出各种不同的显示窗，如双窗、Sigma 窗等。

调节窗宽、窗位能改变图像的灰度和对比度，能抑制或去除噪声和无用的信息，增强显示有用的信息，但不能增加图像的信息，而只是等于或少于原来图像中已存在的信息。

（四）视野（FOV）

视野（field of view，FOV）的基本含义是重建图像的范围。CT 机中的扫描视野是固定的，一般为 50 cm，所选择的 5～50 cm 视野都是重建范围。FOV 属于重建参数，不是扫描参数。

（五）部分容积效应

在 CT 中，部分容积效应主要有两种现象：部分容积均化和部分容积伪影。CT 成像时 CT 值的形成和计算，是根据被成像组织体素的线性衰减系数计算的，如果某一体素内只包含一种物质，CT 值只对该单一物质进行计算。但是，如果一个体素内包含有 3 种相近组织,如血液(CT 值为 40)、灰质(CT 值为 43)和白质(CT 值为 46),那么该体素 CT 值的计算是将这 3 种组织的 CT 值平均,最后上述测量的 CT 值被计算为 43。CT 中的这种现象被称为"部分容积均化"。部分容积现象由于被成像部位组织构成的不同可产生部分容积伪影,如射线束只通过一种组织,得到的 CT 值就是该物质真实的 CT 值;射线束如同时通过衰减差较大的骨骼和软组织,CT 值就要根据这两种物质平均计算,由于该两种组织的衰减差别过大,导致 CT 图像重建时计算产生误差,部分投影于扫描平面并产生伪影被称为部分容积伪影。部分容积伪影的形状可因物体的不同而有所不同,一般在重建后横断面图像上可见条形、环形或大片干扰的伪影,部分容积伪影最常见和典型的现象是在头颅横断面扫描时颞部出现的条纹状伪影,又被称为亨斯菲尔德伪影,这种现象也与射线硬化作用有关。

(六)重建函数

重建函数或称重建滤波器、卷积核等。重建函数核是一种算法,可影响图像的分辨率、噪声等。

在 CT 临床检查中,可供 CT 图像处理选择的滤波函数一般可有高分辨率、标准和软组织 3 种模式,有的 CT 机除这 3 种模式外,还外加超高分辨率和精细模式等。

高分辨率模式实际上是一种强化边缘、轮廓的函数,它能提高空间分辨率,但同时图像的噪声也相应增加。软组织模式是一种平滑、柔和的函数,采用软组织模式处理后,图像的对比度下降,噪声减少,密度分辨率提高。而标准模式则是没有任何强化和柔和作用的一种运算处理方法。

第三节 MR 成像理论

一、成像原理

(一)进入磁场后人体内质子变化

人体内质子不计其数,每毫升水中的质子数就达 3×10^{22} 个。进入主磁场前人体内质子的排列杂乱无章;进入主磁场后,人体内的质子产生的小磁场不再是杂乱无章,而是呈有规律排列。进入主磁场后,质子产生的小磁场有两种排列方式,一种是与主磁场方向平行且方向相同,另一种是与主磁场平行但方向相反,处于平行同向的质子略多于处于平行反向的质子。平行同向的质子处于低能级,平行反向的质子处于高能级。

(二)MR 信号的产生

MR 接收线圈只能采集到旋转的宏观横向磁化矢量,而宏观横向磁化矢量切割接收线圈而产生的电信号实际上就是原始的磁共振信号。在 MRI 中,无论是何种脉冲序列、加权像,只要在 MR 信号采集时刻,某组织的宏观横向磁化矢量越大,其切割接收线圈产生的 MR 信号越强,在 MR 图像上该组织的信号强度就越高。下面介绍的是宏观横向磁化矢量的几种基本采集方式,不同的采集方式采集得到不同类型的磁共振信号。

1.自由感应衰减信号

接受某种射频脉冲如 90°脉冲的激发,组织中将产生宏观横向磁化矢量,射频脉冲关闭后组织中的宏观横向磁化矢量由于受 T_2 弛豫和主磁场不均匀双重因素的影响,而以指数形式较快衰减,即自由感应衰减。如果利用磁共振接收线圈直接记录横向磁化矢量的这种自由感应衰减,则得到的磁共振信号就是自由感应衰减信号。

2.自旋回波信号

90°射频脉冲激发后,组织中将产生宏观横向磁化矢量,射频脉冲关闭后,由于主磁场的不均匀造成了质子群失相位,组织中的宏观横向磁化矢量逐渐衰减。到 Ti(TE/2)时刻,施加一个 180°聚相脉冲,质子群逐渐聚相位,组织中宏观横向磁化矢量逐渐增大;到了 2 倍 Ti(TE)时刻,质子群得以最大程度聚相位,组织中宏观横向磁化矢量达到最大值,从此时开始,质子群又逐渐失相位,组织中的横向宏观磁化矢量又逐渐衰减。利用接收线圈记录这种宏观横向磁化矢量的变化过程,将得到自旋回波。把 90°脉冲中点到回波中点的时间间隔称为回波时间(echo time,TE)。

3.梯度回波信号

梯度回波是利用读出梯度场的切换产生回波。射频脉冲激发后,在频率编码方向上先施加一个梯度场,这个梯度场与主磁场叠加后将造成频率编码方向上的磁场强度差异,该方向上质子的进动频率也随之出现差异,从而加快了质子群的失相位,组织的宏观横向磁化矢量很快衰减到零,把这一梯度场称为离相梯度场。这时立刻在频率编码方向施加一个强度相同方向相反的梯度场,原来在离相位梯度场作用下原进动频率慢的质子进动频率加快,原进动频率快的质子进动频率减慢,这样由于离相位梯度场造成的质子失相位将逐渐得到纠正,组织的宏观横向磁化矢量逐渐恢复。经过与离相位梯度场作用相同的时间后,因离相位梯度场引起的质子失相位得到纠正,组织的宏观横向磁化矢量逐渐恢复直到信号幅度的峰值,把这一梯度场称为聚相位梯度场。从此时间点后,聚相位梯度场又变成离相位梯度场,组织的宏观横向磁化矢量又开始衰减直至零。利用接收线圈记录宏观横向磁化矢量的变化过程将得到一个回波信号。由于这种回波的产生仅利用读出梯度场切换产生,因此被称为梯度回波。

(三)MR 信号的空间定位

MR 信号的三维空间定位是利用三套梯度线圈产生的梯度磁场来实现的。利用梯度线圈产生的梯度磁场让来自不同位置上的 MR 信号带有不同的空间定位信息,通过数学转换解码,就可以将 MR 信号分配到各个像素中。MR 信号的空间定位包括层面和层厚的选择、频率编码、相位编码。

1.层面和层厚的选择

通过控制层面选择梯度场和射频脉冲来完成 MR 图像层面和层厚的选择。以 1.5T MR 仪为例,在 1.5T 的场强下,质子的进动频率约为 64 MHz。我们要进行横断面扫描,首先要进行层面的选择,必须在上下方向(即 Z 轴方向)上施加一个梯度场,Z 轴梯度线圈中点位置(G_0)由于磁场强度仍为 1.5T,因而该水平质子的进动频率保持在 64 MHz。从 G_0 向头侧磁场强度逐渐降低,因而质子进动频率逐渐变慢,头顶部组织内质子的进动频率最低;从 G_0 向足侧磁场强度逐渐增高,则质子进动频率逐渐加快。单位长度内质子进动频率差别的大小与施加的梯度场强度有关,施加梯度场强越大,单位长度内质子进动频率的差别越大。如果施加的梯度场造成质子进动频率的差别为 1 MHz/cm,而我们所用的射频脉冲的频率为 63.5~64.5 MHz,那么被激发的层面的位置(层中心)就在 Z 轴梯度线圈中点(G_0),层厚为 1 cm,即层厚范围包括了 Z 轴梯度线圈中点上下各 0.5 cm 的范围。

在检查部位与层面选择梯度线圈的相对位置保持不变的情况下,层面和层厚受梯度场和射频脉冲影响的规律如下。

(1)梯度场不变,射频脉冲的频率增加,则层面的位置向梯度场高的一侧移动。

(2)梯度场不变,射频脉冲的带宽加宽,层厚增厚。

(3)射频脉冲的带宽不变,梯度场的场强增加,层厚变薄。

2.频率编码

在完成了层面选择后,我们还必须进行层面内的空间定位编码。层面内的空间定位编码包括频率编码和相位编码。傅立叶变换可以区分出不同频率的MR信号,但首先必须让来自不同位置的MR信号包含有不同的频率。采集到混杂有不同频率的MR信号后,通过傅立叶变换才能解码出不同频率的MR信号,而不同的频率代表不同的位置。

以头颅的横断面为例,一般以前后方向为频率编码方向。我们在MR信号采集的时刻在前后方向上施加一个前高后低的梯度场,这样在前后方向上质子所感受到的磁场强度就不同,其进动频率即存在差别,前部的质子进动频率高,而后部的质子进动频率低。这样采集的MR信号中就包含有不同频率的空间信息,经傅立叶转换后不同频率的MR信号就被区分出来,分配到前后方向各自的位置上。

3.相位编码

在前后方向上施加了频率编码梯度场后,经傅立叶转换的MR信号仅完成了前后方向的空间信息编码,我们必须对左右方向的空间信息进行相位编码,才能完成层面内的二维定位。

相位编码与频率编码梯度场不同点包括以下两方面。

(1)梯度场施加方向不同,应该施加在频率编码的垂直方向上,如果频率编码梯度场施加在前后方向,则相位编码梯度场施加在左右方向。

(2)施加的时刻不同,频率编码必须在MR信号采集的同时施加,而相位编码梯度场必须在信号采集前施加。在施加相位梯度场期间,相位编码方向上(以左右方向为例)的质子将感受到不同强度的磁场(如左高右低),因而将出现左快右慢的进动频率。由于进动频率的不同,左右方向各个位置上的质子进动的相位将出现差别。这时关闭左右方向的相位编码梯度场,左右方向的磁场强度的差别消失,各个位置的质子进动频率也恢复一致。但前面曾施加过一段时间梯度场造成的质子进动的相位差别被保留下来,这时采集到的MR信号中就带有相位编码信息。通过傅立叶转换可区分出不同相位的MR信号,而不同的相位则代表左右方向上的不同位置。

由于傅立叶转换的特性,它区分不同频率的MR信号能力很强,但区分MR信号相位差别的能力较差,只能区分相位相差180°的MR信号,所以MR信号的相位编码需要多次重复进行。如果是矩阵为256×256的MR图像需进行256次相位编码方能完成,也就是说需要用不同的相位编码梯度场重复采集256个MR

信号,不同的相位编码梯度场得到的 MR 信号也称相位编码线,填充在 K 空间相位编码方向上的不同位置上,经过傅立叶转换,才能重建出合乎空间分辨力要求的图像。

(四)MR 的加权成像

1.加权的概念

所谓加权即重点突出某方面的特性。之所以要加权是因为在一般的成像过程中,组织的各方面特性(如质子密度、T_1 值、T_2 值)均对 MR 信号有贡献,几乎不可能得到仅纯粹反映组织一种特性的 MR 图像。通过利用成像参数的调整,使图像主要反映组织某方面特性,而尽量抑制组织其他特性对 MR 信号的影响,这就是加权。T_1 加权成像是指这种成像方法重点突出组织纵向弛豫差别,而尽量减少组织其他特性如横向弛豫等对图像的影响;T_2 加权成像重点突出组织的横向弛豫差别;质子密度加权成像则主要反映组织的质子含量差别。

2.质子密度加权

质子密度加权主要反映不同组织间质子含量的差别。质子密度越高,MR信号强度越大。选用比组织 T_1 值显著长的重复时间(repetition time,TR)(1 500~2 500 毫秒),在很长的 TR 内所有质子在下一个 90°脉冲周期来到时已全部释放出能量,得到充分恢复,此时 MR 信号就和组织 T_1 无关(不受 T_1 影响),若再选用比组织 T_2 值明显短的 TE(15~25 毫秒),则 T_2 信号也较弱,此时的回波信号只受质子密度的影响。质子密度加权像是采用长 TR 和短 TE 来减少 T_1 和 T_2 的信号强度,而突出了质子密度信号。

3.T_2 加权成像

T_2WI 主要反映组织横向弛豫的差别。在 T_2WI 上,组织的 T_2 值越大,其MR 信号越强。在自旋回波脉冲序列(SE 序列)中如果选用很长的 TR,这样保证每一次 90°脉冲激发前各种组织的纵向磁化矢量都已回到平衡状态,就可以基本剔除组织的纵向弛豫对图像对比的影响。90°脉冲激发后,各组织的宏观横向磁化矢量将由于 T_2 弛豫而发生衰减,由于各组织的 T_2 弛豫快慢不一,在某同一时刻,各组织的宏观横向磁化矢量就会存在差别。利用 180°脉冲在一个合适的时刻,产生一个自旋回波,这样采集的 MR 信号主要反映各种组织残留宏观横向磁化矢量的差别,也就是 T_2 弛豫差别,得到的图像即 T_2 加权像。在 1.5T 机器上,TR 一般为 2 000~2 500 毫秒,TE 一般为 90~120 毫秒。

4.T_1 加权成像

T_1WI 主要反映组织纵向弛豫的差别。在 T_1WI 上,组织的 T_1 值越小,其

MR 信号越强。在 SE 序列中,如果选用很短的 TE,则基本剔除了组织 T_2 值对图像对比的影响。而选择一个合适短的 TR,在每一次 90°脉冲激发前不同的组织由于纵向弛豫的快慢不同,已经恢复的宏观纵向磁化矢量就不同,90°脉冲后产生的宏观横向磁化矢量也不同,这时马上利用 180°脉冲产生回波,采集的 MR 信号主要反映组织的纵向弛豫差别,即 T_1WI。在 1.5T 机器上,TR 一般为 300~600 毫秒,TE 一般为 15~25 毫秒。

(五)K 空间的基本概念

1.K 空间概念

K 空间也称傅立叶空间,是带有空间定位编码信息的 MR 信号原始数据的填充空间。

2.K 空间的基本特性

以矩阵为 256×256 的二维 MR 图像为例来介绍一下 K 空间的基本特性。在二维图像的 MR 信号采集过程中,每个 MR 信号的频率编码梯度场的大小和方向保持不变,而相位编码梯度场的方向和场强则以一定的步级发生变化。每个 MR 信号的相位编码变化 1 次,采集到的 MR 信号填充 K 空间 Ky 方向的一条线,因此把带有空间信息的 MR 信号称为相位编码线,也称 K 空间线或傅立叶线。

一般的 K 空间是循序对称填充的。填充 $K_y = -128$ 的 MR 信号的相位编码梯度场为左高右低,梯度场强最大。填充 $K_y = -127$ 的 MR 信号的相位编码梯度场仍为左高右低,但梯度场强有所降低。保持梯度场方向不变,但梯度场强逐渐降低。到填充 $K_y = 0$ 的 MR 信号时,相位编码梯度场等于零。此后相位编码梯度场方向变为右高左低,梯度场强逐渐升高,到采集填充 $K_y = +128$ 的 MR 信号时,相位编码梯度场强达到最高。K 空间相位编码方向上 $K_y = 0$ 的两侧的各 MR 信号是镜像对称的,即 $K_y = -128$ 与 $K_y = +128$ 的相位编码梯度场强一样,但方向相反,以此类推。

从 K_y 方向看,填充在 K 空间中心的 MR 信号的相位编码梯度场为零($K_y = 0$),这时 MR 信号强度最大,主要决定图像的对比,而不能提供相位编码方向上的空间信息,我们把这一条 K 空间线称为零傅立叶线。而填充 K 空间最周边的 MR 信号的相位编码梯度场强度最大($K_y = -128$ 和 $K_y = +128$),得到的 MR 信号中各体素的相位差别最大,能提供相位编码方向的空间信息。而由于施加的梯度场强度大,MR 信号的幅度很小,因而其 MR 信号主要反映图像的解剖细节,对图像的对比贡献较小。

从 K_x 方向看,即在每一条相位编码线的频率编码方向上,其数据是由从回波信号的采样得到的。因为回波信号在时序上是对称的,所以 K 空间的 K_x 方向也是对称的。

K 空间阵列中每一个点上的信息均含有全层 MR 信息,而图像阵列中的每一个点(即像素)的信息仅对应层面内相应体素的信息。

3.K 空间的填充方式

常规 MRI 序列中,K 空间最常采用的填充方式为循序对称填充。

采用 K 空间中央优先采集技术,先采集填充 Ky=0 附近的一部分相位编码线,然后再采集 K 空间周边的相位编码线。在透视触发和对比增强磁共振血管成像时应用较多。

此外,K 空间还可以采用迂回轨迹、放射状轨迹和螺旋状轨迹等其他多种填充方式。

二、基本概念

(一)矩阵

矩阵是指 MR 图像层面内行和列的数目,也就是频率编码和相位编码方向上的像素数目。频率编码方向上的像素多少不直接影响图像采集时间;而相位编码方向的像素数目取决于相位编码的步级数,因而数目越大,图像采集时间越长。

MR 的矩阵有采集矩阵和重建矩阵两部分,图像重建时利用内插技术可使重建矩阵大于采集矩阵。在一般的序列中,相位编码方向的点阵总是小于或等于频率编码方向的点阵,如频率方向的点阵 256,则相位编码方向的点阵只能等于或小于 256。在调整采集矩阵的时候需要注意以下几点。

(1)在 FOV 不变的情况下,矩阵越大空间分辨率越高。

(2)在 FOV 不变的情况下,矩阵越大图像的信噪比越低。

(3)相位编码方向矩阵越大,采集时间越长。

(4)在其他参数不变的前提下,频率编码方向的矩阵越大,一般认为不直接增加采集时间,但会间接延长采集时间。

(5)像素的实际大小是由 FOV 与矩阵双重因素决定的,因此在调整矩阵时,应该根据空间分辨率的具体要求,结合 FOV 来设置矩阵。

(6)在设置矩阵时还需要考虑场强的因素,因为场强会直接影响图像的信噪比。

（二）FOV

FOV 是指 MR 成像的实际范围，即图像区域在频率编码方向和相位编码方向的实际尺寸。在矩阵不变的情况下，FOV 越大，成像体素越大，图像层面内的空间分辨率越低。

一般的 FOV 是正方形的，但有些解剖部位各方向径线是不同的，如腹部横断面的前后径明显短于左右径，如果采用正方形 FOV，前后方向有较大的区域空间编码是浪费的，如果采用前后径短左右径长的矩形 FOV，如 30 cm×40 cm，则可充分利用 FOV。矩形 FOV 的短径只能选择在相位编码方向上，采用矩形 FOV 后，在空间分辨率保持不变的情况下，需要进行的相位编码步级数减少，因而采集时间成比例缩短。

设置 FOV 时应注意以下几点。

（1）根据检查需要确定 FOV。

（2）在体积较大解剖部位进行局部精细扫描时，应选用较小的 FOV，此时应选用无相位卷褶技术，以防扫描野范围以外部分的解剖部位影像卷褶到图像的另一端。

（3）采用矩形 FOV 时应将解剖径线较短的方向设置为相位编码方向。

（4）在矩阵不变的前提下，FOV 越大图像的信噪比越高，但空间分辨率越低。

（三）信噪比（SNR）

信噪比（signal to noise ratio，SNR）是指图像的信号强度与背景随机噪声强度之比。它是 MRI 最基本的质量参数。所谓信号强度是指某一感兴趣区内各像素信号强度的平均值；噪声是指同一感兴趣区等量像素信号强度的标准差。

临床上 SNR 可用下列方式来计算：

$$SNR = SI_{组织} / SD_{背景}$$

式中 $SI_{组织}$ 为组织某感兴趣区信号强度的平均值；$SD_{背景}$ 为背景噪声的标准差，其检测方法是在图像相位编码方向上视野内组织外选一感兴趣区，SD 为该感兴趣区信号强度的标准差。

影响图像 SNR 的因素有主磁场强度、脉冲序列、TR、TE、激励次数（number of excitation，NEX）、层厚、矩阵、FOV 等。

单一因素改变时 SNR 变化的一般规律如下。

（1）SNR 与主磁场强度成正比。

(2)自旋回波类序列的 SNR 一般高于梯度回波类序列。

(3)TR 延长,SNR 升高。

(4)TE 延长,SNR 降低。

(5)SNR 与 NEX 的平方根成正比。

(6)FOV 增大,SNR 升高。

(7)矩阵增大,SNR 降低。

(8)层厚增加,SNR 增加。

提高图像 SNR 的基本原则是提高受检组织的信号强度和降低噪声。

(四)对比噪声比

MR 图像另一个重要的质量参数是对比度,对比度是指两种组织信号强度的相对差别,差别越大则图像对比越好。在临床上对比度常用对比噪声比(contrast to noise ratio,CNR)表示。

CNR 是指两种组织信号强度差值与背景噪声的标准差之比。具有足够信噪比的 MR 图像,其 CNR 受 3 个方面的影响。

(1)组织间的固有差别,即两种组织的 T_1 值、T_2 值、质子密度、运动等的差别,差别大者则 CNR 较大,对比较好。如果组织间的固有差别很小,即便检查技术用得最好,CNR 也很小。

(2)成像技术,包括场强、所用序列、成像参数等,选择合适的序列及成像参数可提高图像的 CNR。

(3)人工对比,有的组织间的固有差别很小,可以利用对比剂的方法增加两者间的 CNR,提高病变的检出率。

(五)图像均匀度

图像的均匀度非常重要,均匀度是指图像上均匀物质信号强度的偏差,偏差越大说明均匀度越低。均匀度包括信号强度的均匀度、SNR 均匀度、CNR 均匀度。在实际检测中可用水模来进行,可在视野内取 5 个以上不同位置的感兴趣区进行测量。

三、脉冲序列

(一)基本概念

影响组织磁共振信号强度的因素是多种多样的,如组织的质子密度、T_1 值、T_2 值、化学位移、液体流动、水分子扩散运动等。如果这些影响因素掺杂在一起,通过图像的信号强度分析很难确定到底是何种因素造成的信号强度改变,因此不利于诊断。我们可以通过调整成像参数来确定何种因素对组织的信号强度及图像的对比起决定性作用。

可以调整的成像参数主要是射频脉冲、梯度场及信号采集时刻。射频脉冲的调整主要包括带宽(频率范围)、幅度(强度)、何时施加及持续时间等;梯度场的调整包括梯度场施加方向、梯度场场强、何时施加及持续时间等。因此我们把射频脉冲、梯度场和信号采集时刻等相关各参数的设置及其在时序上的排列称为 MRI 的脉冲序列。

一般脉冲序列由五部分组成,即射频脉冲、层面选择梯度场、相位编码梯度场、频率编码梯度场及 MR 信号。

脉冲序列分为自由感应衰减序列、自旋回波脉冲序列、梯度回波序列、杂合序列(采集到的 MR 信号有两种以上的回波)。

(二)自旋回波脉冲序列

自旋回波脉冲序列(SE)是 MRI 的经典序列。

1.结构

SE 序列是由一个 90°射频脉冲后随一个 180°聚焦脉冲组成的,90°脉冲产生一个最大的宏观横向磁化矢量,然后利用 180°聚焦脉冲产生一个自旋回波。把90°脉冲中点到回波中点的时间间隔定义为回波时间(TE);把两次相邻的 90°脉冲中点的时间间隔定义为重复时间(TR)。

2.对比影响因素

临床成像时操作者根据需要可在一定范围内选择 SE 序列的 TR 和 TE。TE 实际上是 90°射频脉冲激发后到自旋回波产生的时间。90°射频脉冲激发后,组织中将产生一个最大的宏观横向磁化矢量,90°脉冲关闭后,组织将发生横向弛豫,其横向磁化矢量将逐渐衰减。如果在 90°脉冲激发后立即采集回波信号(选择很短的 TE),这时所有组织都还没有来得及发生横向弛豫(T_2弛豫),采集到的信号中就不会带有组织 T_2弛豫的信息,也就是说很短的 TE 可以基本剔除组织 T_2弛豫对图像的影响。如果 90°脉冲关闭后,等到很久才去采集回波信号(选择很长的 TE),这时所有组织的横向磁化矢量都已经完全衰减,线圈将探测不到磁共振信号。如果在 90°脉冲关闭后,等待一段合适长的时间去采集回波信号(选择合适长的 TE),这时不同组织由于 T_2弛豫快慢不同残留下来的宏观横向磁化矢量大小就会不同,所采集的回波信号中将带有不同组织的 T_2弛豫信息。可见 TE 决定图像的 T_2弛豫成分,这里还要强调很短的 TE 可以剔除组织

T_2弛豫对图像对比的影响,合适长的 TE 将使组织的 T_2弛豫对图像对比产生影响。

TR 实际上是一次 90°脉冲激发到下一次 90°脉冲激发的等待时间,在这个等待过程中,回波信号已经采集完毕,而且回波采集完毕后还需要继续等待一段时间才施加下一个 90°脉冲。如果等待时间很长(选择很长的 TR),下一个 90°脉冲激发时,所有组织的宏观纵向磁化矢量已经完全恢复(T_1弛豫全部完成),90°脉冲激发产生的宏观横向磁化矢量中就不会带有不同组织 T_1弛豫差别的信息,很长的 TR 可以基本剔除组织 T_1弛豫对图像对比的影响。如果这个等待时间很短(选择很短的 TR),所有组织还没有来得及发生 T_1弛豫,下一个 90°脉冲激发时组织中就没有足够的宏观纵向磁化矢量,90°脉冲激发后组织中将不会产生宏观横向磁化矢量,线圈也就探测不到回波信号。如果等待时间足够短(选择合适短的 TR),由于 T_1弛豫速度不同,下一个 90°脉冲激发时不同组织中已经恢复的宏观纵向磁化矢量大小就不同,90°脉冲激发后不同组织产生的宏观横向磁化矢量就不同,所采集的回波信号中就带有组织 T_1弛豫的信息。可见 TR 可以基本剔除组织 T_1弛豫对图像对比的影响,而合适短的 TR 将使组织的 T_1弛豫对图像对比产生影响。

(三)快速自旋回波序列(FSE)

1.快速自旋回波技术

SE 序列在一次 90°射频脉冲后利用一次 180°复相脉冲,仅产生一个自旋回波信号,那么一幅矩阵为 256×256 的图像需要 256 次 90°脉冲激发(NEX=1时),即需要 256 次 TR,每次激发采用不同的相位编码,才能完成 K 空间的填充。与之不同的是,快速自旋回波序列(fast spin-echo,FSE)在一次 90°射频脉冲激发后利用多个(2 个以上)180°复相脉冲产生多个回波,每个回波的相位编码不同,填充 K 空间的不同位置。

由于一次 90°脉冲后利用多个 180°脉冲,因而产生的不是单个回波,而是一个回波链,一次 90°脉冲后利用多少个 180°脉冲就会有多少个自旋回波产生,把一次 90°脉冲后所产生的自旋回波数目定义为 FSE 序列的回波链长度。在其他成像参数不变的情况下,ETL 越长,90°脉冲所需要的重复次数越少(即 TR 次数越少),采集时间将成比例缩短。如果 ETL=n,则该 FSE 序列的采集时间为相应 SE 序列的 1/n,所以 ETL 也称为时间因子。

2.FSE 序列的优、缺点

(1)优点:①成像速度快于 SE 序列;②对磁场不均匀性不敏感,磁敏感伪影减少;③运动伪影减少。

(2)缺点:①T₂加权的脂肪信号高于 SE 序列的 T₂WI。回波链越长,回波间隙越小,脂肪组织信号强度增加就越明显。②由于回波信号的幅度不同导致图像模糊。③能量沉积增加:因使用多个 180°脉冲而引起人体能量的累积,特殊吸收率增加,可引起体温升高等不良反应。④不利于一些能够增加磁场不均匀的病变(如出血等)的检出。⑤因回波链中每个回波信号的 TE 不同,与 SE 序列相比,FSE 序列的对比将有不同程度的降低。

(四)反转恢复脉冲序列

用 180°射频脉冲对组织进行激发,使组织的宏观纵向磁化矢量偏转 180°,即偏转到与主磁场相反的方向上,因此该 180°脉冲也称为反转脉冲。把具有 180°反转预脉冲的序列统称为反转恢复脉冲序列。

有 180°反转预脉冲的序列具有以下共同特点。

(1)由于 180°脉冲后组织纵向弛豫过程延长,组织间的纵向弛豫差别加大,即 T₁对比增加。

(2)180°脉冲后,组织的纵向弛豫过程中,其纵向磁化矢量从反向(主磁场相反方向)最大逐渐变小到零,而后从零开始到正向(主磁场相同方向)逐渐增大到最大,如果当某组织的纵向磁化矢量到零的时刻给予 90°脉冲激发,则该组织由于没有宏观纵向磁化矢量,因此没有横向磁化矢量产生,该组织就不产生信号,利用这一特点可以选择性抑制某种 T₁值的组织信号。

(3)选择不同的反转时间(TI)可以制造出不同的对比,也可选择性抑制不同 T₁值的组织信号。

1.反转恢复(inversion recovery,IR)序列

IR 序列是个 T₁WI 序列,该序列先施加一个 180°反转预脉冲,在适当的时刻施加一个 90°脉冲,90°脉冲后马上施加一个 180°复相脉冲,采集一个自旋回波,实际上就是在 SE 序列前施加一个 180°反转预脉冲。IR 序列中,把 180°反转脉冲中点到 90°脉冲中点的时间间隔定义为 TI,把 90°脉冲中点到回波中点的时间间隔定义为 TE,把相邻的两个 180°反转预脉冲中点的时间间隔定义为 TR。为了保证每次 180°反转脉冲前各组织的纵向磁化矢量都能基本回到平衡状态,要求 TR 足够长,至少相当于 SE T₂WI 或 FSE T₂WI 序列的 TR 长度。因此 IR 序列中 T₁对比和权重不是由 TR 决定的,而是由 TI 来决定的。

2.快速反转恢复(fast inversion recovery,FIR)序列

了解反转脉冲的原理和 IR 序列后,FIR 序列的理解就非常简单了,IR 序列

是由一个 180°反转预脉冲后随一个 SE 序列构成的,而 FIR 序列则是一个 180°反转预脉冲后随一个 FSE 序列构成的。由于 FIR 序列中有回波链的存在,与 IR 相比,成像速度大大加快了,相当于 FSE 与 SE 序列的成像速度差别。

(五)梯度回波脉冲序列

梯度回波是一种 MR 成像的回波信号,即其强度是从小变大,到峰值后又逐渐变小。自旋回波的产生是利用了 180°复相脉冲,而梯度回波的产生则与之不同。

梯度回波是在射频脉冲激发后,在读出方向(即频率编码方向)上先施加一个梯度场,这个梯度场与主磁场叠加后将造成频率编码方向上的磁场强度差异,该方向上质子的进动频率也随之出现差异,从而加快了质子的失相位,组织的宏观横向磁化矢量很快衰减到零,我们把这一梯度场称为离相位梯度场。这时立刻在频率编码方向施加一个强度相同方向相反的梯度场,原来在离相位梯度场作用下进动频率慢的质子进动频率加快,原进动频率快的质子进动频率减慢,这样由于离相位梯度场造成的质子失相位将逐渐得到纠正,组织的宏观横向磁化矢量逐渐恢复,经过与离相位梯度场作用相同的时间后,因离相位梯度场引起的质子失相位得到纠正,组织的宏观横向磁化矢量逐渐恢复直到信号幅度的峰值,我们把这一梯度场称为聚相位梯度场。

在聚相位梯度场的继续作用下,质子又发生反方向的离相位,组织的宏观横向磁化矢量又开始衰减直至到零。这样产生一个信号幅度从零到大又从大到零的完整回波。由于这种回波的产生是利用梯度场的方向切换产生的,因此称为梯度回波。

1.梯度回波序列的特点

(1)小角度激发,加快成像速度。在梯度回波中我们一般采用<90°射频脉冲对成像组织进行激发,即采用小角度激发。我们都知道射频脉冲施加后组织的宏观磁化矢量偏转的角度取决于射频脉冲的能量(由射频的强度和持续时间决定),小角度激发就是给组织施加的射频脉冲能量较小,造成组织的宏观磁化矢量偏转角度<90°。在实际应用中,我们通常称小角度脉冲为 α 脉冲,α 角常介于 10°～90°。

小角度激发有以下优点:①脉冲的能量较小,特殊吸收率值降低;②产生宏观横向磁化矢量的效率较高,与 90°脉冲相比,30°脉冲的能量仅为 90°脉冲的 1/3 左右,但产生的宏观横向磁化矢量达到 90°脉冲的 1/2 左右;③小角度激发后,组织可以残留较大的纵向磁化矢量,纵向弛豫所需要的时间明显缩短,因而可选用较短的 TR,从而明显缩短 TA,这就是梯度回波序列相对 SE 序列能够加快成像速度的原因。

(2)反映的是 T_2^* 弛豫信息而非 T_2 弛豫信息。SE 序列的 $180°$ 脉冲可剔除主磁场不均匀造成的质子失相位从而获得真正的 T_2 弛豫信息。梯度回波序列中施加的离相位梯度场将暂时性的增加磁场的不均匀性,从而加速了质子失相位,因此梯度回波序列中离相位梯度场施加后,质子的失相位是由 3 个原因引起的:①组织真正的 T_2 弛豫;②主磁场不均匀;③离相位梯度场造成的磁场不均匀。梯度回波序列中的聚相位梯度场只能剔除离相位梯度场造成的质子失相位,但并不能剔除主磁场不均匀造成的质子失相位,因而获得的只能是组织的 T_2^* 弛豫信息而不是 T_2 弛豫信息。

(3)梯度回波序列的固有信噪比较低。射频脉冲关闭后宏观横向磁化矢量的衰减(即 T_2^* 弛豫)很快,明显快于 T_2 弛豫。梯度回波序列利用梯度场切换产生回波,因而不能剔除主磁场不均匀造成的质子失相位,因此在相同的 TE 下,梯度回波序列得到的回波的幅度将明显低于 SE 序列。另一方面,梯度回波序列常用小角度激发,射频脉冲激发所产生的横向磁化矢量本来就比 SE 序列小。

(4)梯度回波序列对磁场的不均匀性敏感。在梯度回波序列中,回波的产生依靠梯度场的切换,不能剔除主磁场的不均匀造成的质子失相位。因此,梯度回波序列对磁场的不均匀性比较敏感。这一特性的缺点在于容易产生磁化率伪影,特别是在气体与组织的界面上。优点在于容易检出能够造成局部磁场不均匀的病变,如出血等。

(5)梯度回波序列中血流常呈现高信号。

2.常规梯度回波序列有两个特点

(1)射频脉冲激发角度$<90°$。

(2)回波的产生依靠读出梯度场(即频率编码梯度场)切换。把小角度脉冲中点与回波中点的时间间隔定义为 TE;把两次相邻的小角度脉冲中点的时间间隔定义为 TR。

3.扰相位梯度回波序列的原理

当梯度回波序列的 TR 明显大于组织的 T_2 值时,下一次 α 脉冲激发前,组织的横向弛豫已经完成,即横向磁化矢量几乎衰减到零,这样前一次 α 脉冲激发产生的横向磁化矢量将不会影响后一次 α 脉冲激发所产生的信号。但当 TR 小于组织的 T_2 值时,下一次 α 脉冲激发前,前一次 α 脉冲激发产生的横向磁化矢量尚未完全衰减,这种残留的横向磁化矢量将对下一次 α 脉冲产生的横向磁化矢量产生影响,这种影响主要以带状伪影的方式出现,且组织的 T_2 值越大、TR 越短、激发角度越大,带状伪影越明显。

为了消除这种伪影,必须在下一次 α 脉冲施加前去除这种残留的横向磁化矢量,采用的方向就是在前一次 α 脉冲的 MR 信号采集后,下一次 α 脉冲来临前对质子的相位进行干扰,消除这种残留的横向磁化矢量。

与常规梯度回波序列相比,扰相梯度回波序列唯一的不同就是在前一次 α 脉冲的回波采集后,下一次 α 脉冲来临前,在层面选择方向、相位编码方向及频率编码方向都施加了一个很强的梯度场,人为造成磁场不均匀,加快了质子失相位,以彻底消除前一次 α 脉冲的回波采集后残留的横向磁化矢量。

4.常规梯度回波序列和扰相梯度回波序列的加权成像

与自旋回波类序列一样,利用常规梯度回波或扰相梯度回波序列可以进行加权成像,但由于施加的射频脉冲以及产生回波的方式不同,梯度回波序列与自旋回波类序列也存在一些差别。

(1)一般自旋回波类序列均采用 90°脉冲激发,因此图像的纵向弛豫成分(即 T_1 成分)由 TR 决定。而在梯度回波序列,激发角度 < 90°,且激发角度可随时调整,因此梯度回波序列图像的 T_1 成分受 TR 和激发角度双重调节。

(2)由于采用小角度激发,组织纵向弛豫所需的时间缩短,因此相对 SE 类序列来说,梯度回波序列可选用较短的 TR。

(3)梯度回波序列图像的横向弛豫成分(即 T_2 成分)也由 TE 来决定,但由于梯度回波序列采集的回波未剔除主磁场不均匀造成的质子失相位,仅能反映组织 T_2^* 弛豫信息,因此利用梯度回波序列仅能进行 T_2^* WI,而得不到 T_2 WI。

(六)平面回波成像序列

平面回波成像(echo planar imaging,EPI)是目前最快的 MR 信号采集方式,利用单次激发 EPI 序列可在数十毫秒内完成一幅图像的采集。

1.EPI 技术

EPI 是在梯度回波的基础上发展而来的,EPI 技术本身采集到的 MR 信号也属于梯度回波。一般的梯度回波是在一次射频脉冲激发后,利用读出梯度场的一次正反向切换产生一个梯度回波;EPI 技术则与之不同,它是在一次射频脉冲激发后,利用读出梯度场的连续正反向切换,每次切换产生一个梯度回波,因而将产生多个梯度回波而有回波链的存在。因此,实际上 EPI 可以理解成"一次射频脉冲激发采集多个梯度回波"。

EPI 是在射频脉冲激发后利用梯度场连续的正反向切换,从而产生一连串梯度回波。利用相位编码梯度场与读出梯度场相互配合,完成空间定位编码。

由于 EPI 回波是由读出梯度场的连续正反向切换产生的,因此产生的信号在 K 空间内填充是一种迂回轨迹。这种 K 空间迂回填充轨迹需要相位编码梯度场与读出梯度场相互配合方能实现,相位编码梯度场在每个回波采集结束后施加,其持续时间的中点正好与读出梯度场切换过零点时重叠。

EPI 序列利用读出梯度场连续切换产生回波,先施加的是反向的离相位梯度场,然后切换到正向,成为聚相位梯度场,产生第一个梯度回波,正向梯度场施加的时间过第一回波中点后,实际上又成为正向的离相位梯度场,施加一定时间后,切换到反向,这时反向梯度场成为聚相位梯度场,从而产生与第一个回波方向相反的第二个梯度回波,反向梯度场施加的时间过第二个回波中点后又成为反向离相位梯度场。如此周而复始,产生一连串正向和反向相间的梯度回波,正由于 EPI 序列中这种正向和反向相间的梯度回波链,决定了其 MR 原始数据在 K 空间中需要进行迂回填充。

2.EPI 序列分类

EPI 序列的分类方法主要有两种:一种按激发次数分类,另一种按 EPI 准备脉冲分类。

(1)按激发次数分类:是指按一幅图像需要进行射频脉冲激发的次数,故可分为多次和单次激发 EPI。

多次激发 EPI(MS-EPI)是指一次射频脉冲激发后利用读出梯度场连续切换采集多个梯度回波,填充 K 空间的多条相位编码线,需要多次射频脉冲激发和相应次数的 EPI 采集及数据迂回填充才能完成整个 K 空间的填充。

(2)按 EPI 准备脉冲分类:EPI 本身只能算是 MR 信号的一种采集方式,并不是真正的序列,EPI 技术需要结合一定的准备脉冲方能成为真正的成像序列。其中有:

梯度回波 EPI(GRE-EPI)序列是最基本的 EPI 序列,结构也最简单,是在 90°脉冲后利用 EPI 采集技术采集梯度回波链。GRE-EPI 序列一般采用 SS-EPI 方法来采集信号。GRE-EPI 序列一般用作 $T_2^* WI$ 序列。

自旋回波 EPI 序列:如果 EPI 采集前的准备脉冲为一个 90°脉冲后随一个 180°脉冲,即自旋回波脉冲序列方式,则该序列被称为 SE-EPI 序列。180°脉冲将产生一个标准的自旋回波,而 EPI 方法将采集一个梯度回波链,一般把自旋回波填充在 K 空间中心,而把 EPI 回波链填充在 K 空间其他区域。由于与图像对比关系最密切的 K 空间中心填充的是自旋回波信号,因此认为该序列得到的图

像能够反映组织的 T_2 弛豫特性,因此该序列一般被用作 T_2WI 或弥散加权成像 (DWI)序列。SE-EPI 序列可以是 MS-EPI,也可以是 SS-EPI。

反转恢复 EPI 序列:所谓反转恢复 EPI(IR-EPI)序列是指 EPI 采集前施加的是 180°反转恢复预脉冲。实际上 IR-EPI 有两种:①在 GRE-EPI 序列前施加 180°反转预脉冲,这种序列一般为 ETL 较短(4<ETL<8)的 MS-EPI 序列,常用作超快速 T_1WI 序列,利用 180°反转预脉冲增加 T_1 对比,利用短 ETL 的 EPI 采集技术不但加快了采集速度,也可选用很短的 TE 以尽量剔除 T_2^* 弛豫对图像对比的污染。②在 SE-EPI 前施加 180°反转预脉冲,这种序列可以采用 SS-EPI 或 MS-EPI,可作为 FLAIR 或 DWI 序列。

四、扫描参数

(一)层厚与层间距

1.层厚

层厚是由层面选择梯度场强和射频脉冲的带宽来决定的,在二维图像中,层厚即被激发层面的厚度。

(1)层厚与 MRI 图像质量及采集速度密切相关:层厚越厚,图像的空间分辨率越低;层厚越厚,图像的信噪比越高;层厚越厚,所需采集的层数越少,会相应缩短图像的采集时间。

(2)设置层厚时应注意:①与设备场强有关,低场机二维成像一般多采用>5 mm层厚,而高场机则多可采用<5 mm 层厚。②层厚设置与受检的脏器大小有关。③层厚的设置与病灶的大小有关。④当二维图像采集薄层扫描信噪比太低时,采用三维采集模式能大大提高图像的信噪比。

2.层间距

层间距是指相邻两个层面之间的距离。MR 的层面成像是通过选择性的射频脉冲来实现的,由于受梯度场线性、射频脉冲的频率特性等影响,实际上扫描层面附近的质子也会受到激励,这样就会造成层面之间的信号相互影响,我们把这种效应叫层间交叉干扰。利用三维采集模式则没有层间距;二维采集模式时,为了避免层间干扰常需要有一定的层间距。

层间距增加,层间干扰减少;所需的层数可减少,从而缩短采集时间;图像在层面方向的空间分辨率降低,层间距较大时会遗漏病灶。

(二)扫描方位

扫描方位的正确与否对于充分显示病灶及其特征至关重要。CT 只能扫横轴位图像,而磁共振可任意方位扫描。不同的解剖部位应采用不同的扫描方位,其原则如下。

(1)轴位扫描是大部分脏器扫描的主要方位,MR扫描一般至少应扫两个扫描方位。

(2)病变处于边缘部位时扫描层面应垂直于病变与脏器的接触面,以保证在层面内可看到病变与相应脏器正常组织。

(3)长条状结构的扫描层面应尽量平行于该结构的走向。

(4)显示血管内的流动效应,无论是流入性增强效应还是流空效应,扫描层面应尽量垂直于液体流动方向。

(5)观察左右对称性结构主要采用横轴位及冠状位扫描。

(6)两个方位都能显示病变时应选用采集时间更短的方位。

(三)相位编码方向

相位编码方向的选择是MRI的重要技术,对于减少成像伪影及缩短成像时间至关重要。

(1)选择扫描层面上解剖径线较短的方向为相位编码方向,这样既可减少卷褶伪影,也可缩短成像时间。相位编码方向FOV减少25%,能节省1/4扫描时间。

(2)除化学位移伪影发生于频率编码方向外,其余大多数伪影均发生于相位编码方向上,因此选择相位编码方向时应尽量避免伪影重叠于主要观察区。

(3)当根据解剖径线选择相位编码方向与伪影对图像的影响产生矛盾时,应优先选择减少伪影的方向为相位编码方向。

(4)选择相位编码方向时还应考虑受检脏器在不同方向上对空间分辨率的要求。

(四)采集带宽

采集带宽是指系统读出回波信号的频率,也就是单位时间内能够采集的采样点数。在回波采集点数一定的前提下,采集带宽越宽,采集一个回波所需要的时间越短。回波的读出(采样)是在施加频率编码(读出)梯度场过程中进行的,采集带宽越宽,回波采样速度越快,频率编码(读出)梯度所需施加的时间越短,但需要增加梯度场的强度,因此采集带宽实际上与频率编码梯度的频率带宽是一致的。

增加采集带宽可带来以下变化。

（1）缩短每个回波的采集时间。

（2）对于单回波的序列可以缩小最短的 TE,有利于快速 T_1WI 扫描。

（3）对于有回波链的序列(如 FSE、EPI 等),可以缩短回波间隙(ES)。

（4）单回波的最短 TE 缩短或回波链的 ES 缩短后,可通过缩短 TR 和延长 ETL 来缩短序列的采集时间。

（5）图像的化学位移伪影减轻。

（6）增加采样带宽后将采集到更多的噪声,图像的信噪比降低。

增加采集带宽是为了加快采集速度或减少化学位移伪影;而减少采集带宽是为了增加图像的信噪比。

第四节　超声成像理论

一、超声波

振动的传播称为波动(简称波),波动可分为机械波和电磁波。产生机械波的首要条件是激发波动的波源,其次是要有能够传播波动的介质。从 20 Hz 到 20 kHz,能引起人的听觉,这一频率范围内的振动称为声振动,由其所激起的纵波称为声波,是一种机械波。频率低于 20 Hz 称为次声波,频率高于 20 kHz 的机械波称为超声波。它的方向性好,穿透能力强,易于获得较集中的声能,在水中传播距离远,可用于测距、测速、清洗、焊接、碎石、杀菌消毒等。在医学、军事、工业、农业上有很多的应用。超声波在媒质中的反射、折射、衍射、散射等传播规律,与可听声波的规律没有本质上的区别。但是超声波的波长很短,只有几厘米,甚至千分之几毫米,它在均匀介质中能够定向直线传播。从声源发出的声波向某一方向(其他方向甚弱)定向地传播,称之为束射。超声波的束射性的好坏,一般用扩散角的大小来衡量。扩散角的大小取决于声源的直径(D)和声波的波长(λ)。要使发声体发射出方向性较好的超声波,必须使扩散角(θ)尽量小,发射体(声源)的直径 D 必须很大或发射的频率 f 也必须很高才能得到,否则将适得其反。由于超声波的波长要比可听声的波长短,所以它就比可听声波有较好的束射特性。从理论上讲,频率越高,波长越短,其束射性就愈好,超声诊断的分辨力越高。

超声波有 3 个基本物理量,即波长(λ)、频率(f)、和声速(c)。

(1)波长:波动传播时,同一波线上两个相邻的周期差为 2π 的质点之间的距离,即一个完整的波的长度,称为波长,用符号 λ 表示。

(2)声速:波在弹性媒质中传播时,单位时间内波所传播的距离称为波的传播速度(简称波速),波速用符号 c 表示。

根据波动理论,波速取决于媒质的弹性模量和密度。在同一媒质中,波速还因波形而不同,也与物体形状有关。此外,在晶体中,波速还与晶体中传播方向有关,在均匀媒质中波速是一个恒量,一般不依频率而变。在非均匀媒质中,各部分媒质的波速亦不同。

(3)频率:在单位时间内,媒质质点完成一个全振动的次数称频率,用符号 f 表示。

波长、声速和频率之间的关系如公式:

$$c = \lambda \cdot f,\ 即\ \lambda = c/f$$

不同频率的超声波在同一介质内传播时,其波长与频率成反比。

3 MHz 的超声波在人体软组织中传播时,因声波在人体内的传播速度约等于 1 500 000 mm/s,其波长公式为公式:

$$\lambda = \frac{c}{f} = \frac{1\ 500\ 000\ mm/s}{3\ 000\ 000\,Hz} = 0.5\ mm$$

同理,5 MHz 的超声波在人体软组织中传播时,其波长为 0.3 mm,所以频率越高的超声波在同一脏器组织中传播其波长越短。通常用于超声诊断用的超声频率多在 1～10 MHz 范围内,相应的波长在 1.50～0.15 mm。

根据公式可知同一频率的超声波在不同介质内传播,因其传播速度不同,则波长也不相同。

此外,超声波在媒质中传播时还具有反射、透射、衰减等特性。由于超声波分辨力与波长呈反比,而穿透力与波长成正比,所以高频率超声波波长短分辨力高但穿透力弱,而低频率超声波波长长分辨力弱但穿透力强。

二、回声检测原理

超声波在介质中传播时,在两种存在声阻抗差异的不同介质的交界面上产生反射,反射回来的能量大小与交界面两边介质声阻抗的差异和交界面的取向、大小有关,反射回来的反射波即回声。超声仪就是根据这一原理通过逆压电效应发射超声波并通过正压电效应将反射波(回声信号)显示出来,从而达到了解受检体性能和结构变化的目的,该技术称为超声检测。当超声在人体内传播,遇到存在声阻抗差异的组织、器官时,在其相邻的界面上也会出现反射或背向散射波(当声阻抗差异>0.1%而且界面大于波长时即可产生反射,界面小于波长时,则发生散射),医学超声成像就是通过检测显示声强不同的回声来建立影像的。这种利用超声波的物理特性和人体器官组织声学特性相互作用后产生的信息,并将其接收、放大和信息处理后形成图形(声像图、血流流道图)、曲线(M型心动图、频谱曲线)或其他数据,借此进行疾病诊断的检查方法,也称超声显像法。

脉冲式超声仪在工作过程中,同步电路按一定的频率间隔发射触发脉冲信号,同时触发扫描电路和发射电路。扫描电路影响显示装置,而发射电路产生一个高频脉冲信号去激励换能器,其中的压电晶片通过逆压电效应将电能转化为机械能,并通过机械振动进一步转化为声能。超声波在传播过程中,遇到声阻抗不同的界面时,会发生反射,反射波被同一换能器接收,压电晶片通过正向压电效应将声能转换成电能,电能经过接收装置处理,形成反射脉冲信号。

数字化超声仪的工作原理与脉冲式超声仪不同,在电路上有了重大改变。数字信号处理是在计算机中用程序来实现的。通常,首先要进行的处理是去除信号中的噪声,其次是将已经去除噪声的信号进行UT检测所需的处理,包括增益控制、衰减补偿等。超声信号经接收部分放大后,由模数转换器变为数字信号传给电脑,换能器的位置可受电脑控制或由人工操作,由转换器将位置变为数字传给电脑。电脑再将随时间和位置变化的超声波形进行适当处理,进而设置有关参数或将处理结果以波形、图形等形式在屏幕上显示。与脉冲式超声仪相比,数字化超声仪有以下优点:①检测速度快;②检测精度高;③可以提供检测记录及超声图像;④可靠性高,稳定性好。目前医用超声仪基本上都是数字化超声仪。

三、超声显示方式

(一)A型超声回波显示

A型超声诊断仪因其回声显示采用幅度调制而得名,显示探头接收到的反射或透射超声信号的幅度随时间变化的过程。A型显示的是一条幅度随时间变化的曲线,而不是图像,即在显示屏上,以横坐标代表被探测物体的深度,纵坐标代表回波脉冲的幅度,波幅的高低代表界面反射信号的强弱。故由探头(换能器)定点发射获得回波所在的位置可测得人体脏器的厚度、病灶在人体组织中的深度以及病灶的大小。根据回波的其他一些特征,如波幅和波密度等,可在一定程度上对病灶进行定性分析。例如,颅内肿瘤超声检测时,肿块与正常脑组织形成了一个不同介质之间的交界面,交界面之间的声阻抗不同,当发射的超声波遇到这个界面之后,就会发生反射,反射回来的能量又被探头接收到,在显示屏幕中横坐标的一定的位置就会显示出一个反射波的波形,横坐标的这个位置就显示了肿瘤距体表的深度及肿块的大小(图 1-2)。

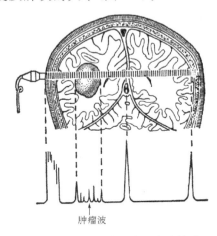

肿瘤波

图 1-2　A 型超声显示脑肿瘤致脑中线偏移及肿瘤波

　　A 型超声诊断仪适用于医学各科的检查,从人的脑部直至体内脏器。其中应用最多的是对肝、胆、脾、肾、子宫的检查。对眼科的一些疾病,尤其是对眼内异物,用 A 型超声诊断仪比 X 线透视检查更为方便准确。在妇产科方面,对于妇女妊娠的检查及子宫肿块的检查,也都比较准确和方便。但由于 A 型超声设备只能反映局部组织信息,无法直观地反映解剖形态,现在除在眼科应用外已被 B 型超声取代。

　　目前,除眼科外 A 型超声仪还广泛地应用在制造业、钢铁冶金业、金属加工业、化工业等需要缺陷检测和质量控制的领域,也广泛应用于航空航天、铁路交通、锅炉压力容器等领域的在役安全检查与寿命评估。例如,在一个钢工件中存在一个缺陷,由于这个缺陷的存在,造成了缺陷和钢材料间的一个不同介质间的交界面,交界面两侧的声阻抗不同,当发射的超声波遇到这个界面之后,就会发生反射,反射回来的能量又被探头接收到,在显示屏幕中横坐标的一定的位置就会显示出来一个反射波的波形,横坐标的这个位置就是缺陷在被检测材料中的深度。这个反射波的高度和形状因不同的缺陷而不同,反映了缺陷的性质。

(二)M 型超声显示

　　M 型超声显示常被用于观察心脏等运动的脏器,显示特定的声束方向上各回波点随时间变化(运动)的情况。显示图中横坐标是时间,纵坐标是探测深度。

由于其显示的影像是由运动回波信号对显示器扫描线实行辉度调制,并按时间顺序展开而获得一维空间多点运动时序图,故称之为 M 型超声成像诊断仪,其所得的图像也称为 M 型超声心动图。

对于运动脏器,由于各界面反射回波的位置及信号大小是随时间而变化的,如果仍用幅度调制的A型显示方式进行显示,所显示波形会随时间而改变,得不到稳定的波形图。因此,M 型超声诊断仪采用辉度调制的方法,使深度方向所有界面反射回波,用亮点形式在显示器垂直扫描线上显示出来,随着脏器的运动,垂直扫描线上的各点将发生位置上的变动,定时地采样这些回波并使之按时间先后逐行在屏上显示出来。M 型超声诊断仪发射和接收工作原理参如图 1-3 所示,与 A 型有些相似,不同的是其显示方式。图 1-4 为一幅 M 型超声心动图所获得的心脏内各反射界面活动曲线图。

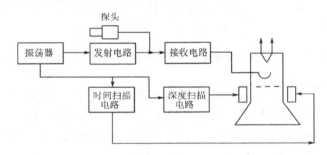

图 1-3　M 型超声仪工作原理方框图

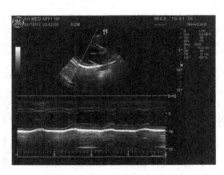

图 1-4　M 型超声心动图显示心脏内各反射界面的活动曲线图

M 型超声诊断仪对人体中的运动脏器,如心脏、胎儿胎心、动脉血管等功能的检查具有优势,并可进行多种心功能参数的测量,如心脏瓣膜的运动速度、加速度等。但 M 型显示仍不能获得解剖图像,它不适用于对静态脏器的检测。

(三)B型超声成像显示

为了获得人体组织和脏器解剖影像,继 A 型超声诊断仪应用于临床之后, B 型、P 型、BP 型、C 型和 F 型超声成像仪又先后问世。由于它们的一个共同特点是实现了对人体组织和脏器的断层显示,通常将这类仪器称为超声断层成像仪。

B 型超声显示是将回声信号以光点的形式表现出来,为亮度调制型。在超声诊断仪的显示器上,以亮度调制方式显示了声束扫描平面内的人体组织断面图像。以不同的辉度光点表示界面反射信号的强弱,反射强则亮,反射弱则暗, 也称为灰阶成像。虽然 B 型超声成像诊断仪因其成像方式采用灰度调制而得名, 其影像所显示的却是人体组织或脏器的二维超声断层图(或称剖面图),图 1-5 为 肝胆二维超声断面图,对于运动脏器,还可实现实时动态显示,所以,B 型超声成像仪与 A 型、M 型超声诊断仪在结构原理上都有较大的不同。

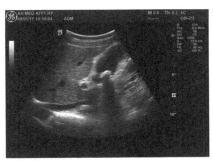

图 1-5　肝胆二维超声断面图

B 型超声成像仪和 M 型一样采用灰度调制方式显示深度方向所有界面反射回波,但探头发射的超声声束在水平方向上却是以快速电子扫描的方法,逐次获得不同位置的深度方向所有界面的反射回波,当一帧扫描完成,便可得到一幅由超声声束扫描方向决定的垂直平面二维超声断层影像,称之为线形扫描断层影像。也可以通过改变探头的角度(机械的或电子的方法),从而使超声波束指向方位快速变化,使每隔一定小角度,被探测方向不同深度所有界面的反射回波,都以亮点的形式显示在对应的扫描线上,便可形成一幅由探头摆动方向决定的垂直扇面二维超声断层影像,称之为扇形扫描断层影像。如图 1-6 所示的超声心动图显示扇形扫描断层影像。

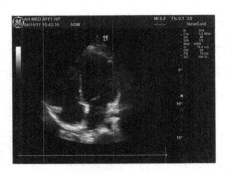

图 1-6　超声心动图显示扇形扫描断层影像

　　若以上提到的两种超声影像,其获取回波信息的波束扫描速度足够快,便可以满足对运动脏器的稳定取样。因此,通过连续不断地扫描便可实现实时动态显示,观察运动脏器的动态情况。

　　B 型超声显示影像真实、直观,而且可以实现实时动态成像显示,具有很高的诊断价值,受到医学界的高度重视和普遍接受,因此,虽然 B 型超声波成像诊断仪临床应用历史不长,发展却非常迅速,目前在各级医院应用极为广泛。

(四)D 型超声成像显示

　　D 型超声成像诊断仪即超声多普勒诊断仪,它是利用声学多普勒原理,对运动中的脏器和血液所反射回波的多普勒频移信号进行检测并处理,转换成声音、波形、色彩和辉度等信号,从而显示出人体内部器官的运动状态。超声多普勒诊断仪主要分为 3 种类型:连续式超声多普勒成像诊断仪、脉冲式超声多普勒成像诊断仪及实时二维彩色超声多普勒血流成像诊断仪。

　　连续式超声多普勒成像仪被最早应用。它是由探头中的一个换能器发射出某一频率的连续超声波信号,当声波遇到运动目标血流中的红细胞群,则反射回来的信号已是变化了频率的超声波。探头内的另外一个换能器将其检测出来转成电信号后送入主机,经高频放大后与原来的发射频率电信号进行混频、解调,取出差频信号根据处理和显示方式的不同,可转换成声音、波形或血流图以供诊断。这种方式由于难以测定距离,不能确定器官组织的位置,给应用诊断造成诸多不便。

　　脉冲式超声多普勒成像仪是以断续方式发射超声波信号,因此称为脉冲式。它由门控电路控制发射信号的产生和选通回声信号的接收与放大,借助截取回声信号的时间段来选择测定距离,鉴别器官组织的位置。由于发射和接收的信号为脉冲式,就可以由探头内的一个换能器来完成发射和接收的双重任务,这对于简化探头机械结构,避免收、发信号之间的不良耦合,提高影像质量都是十分有益的。随着脉冲多普勒技术、方向性探测、频谱处理和计算机编码技术的采用及发展,超声多普勒诊断仪不仅能够对距离进行分辨,又能判定血流的方向和速度,以多种形式提供诊断信息给医师,使其诊断能力由定性迈向定量。

实时二维彩色超声多普勒血流成像诊断仪是 20 世纪 80 年代后期心血管超声多普勒诊断领域中的最新科技成果。它将脉冲多普勒技术与二维(B 型)实时图像首先进行实时二维定位,确定检查区(容积盒)的位置和范围,可有平行移动、扇角摆动和旋转扫描 3 种扫查方法。时超声成像和 M 型超声心动图结合起来,在直观的二维断面实时影像上,通过用红、黄、蓝 3 种基本颜色编码技术,将彩色血流信号叠加到 B 型和 M 型扫描图上,实现解剖结构与血流状态两种图像结合的实时显像,如图 1-7 所示的通过将彩色血流信号叠加到 B 型超声图上显示股隐静脉瓣反流信号。彩色多普勒血流显像不仅能清楚的显示心脏大血管的形态结构和活动情况,而且能直观和形象地显示心血管内血流的方向、速度、范围、有无血流紊乱及狭窄、异常通路等,故有人称之为非损伤性心血管造影法。如图 1-8 所示超声心动图显示三尖瓣反流。

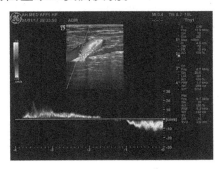

图 1-7 通过将彩色血流信号叠加到 B 型超声图上显示股隐静脉瓣反流信号

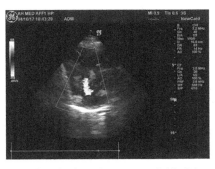

图 1-8 超声心动图显示三尖瓣反流

(五)三维超声显示(3D-SCOPE)

三维成像是显示人体组织的立体结构或流速信息。通常情况下,三维立体图像是在一系列二维图像的基础上重建出来的。如果采用精密的定位装置,就可以得到精确的立体结构。包括血流的彩色多普勒三维成像,有静态、动态显示,目前在心脏、妇产科等取得较大进展。

三维成像优势:①图像显示直观;②精确测量结构参数;③精确定位病变组织;④缩短数据采集时间。

三维成像按成像原理可分为三大类:利用光学原理与系统进行三维成像;利用光学系统和图像叠加原理的三维成像;利用计算机辅助进行三维重建成像。由于三维重建图像方法只需采用计算机技术,无须任何辅助装置就能进行三维显示,故发展最快、应用最多。它利用超声诊断仪在某一器官的几个不同位置上提取相应的二维切面图像,或利用一组二维切面图像,将它们以及它们之间的位置和角度信号一起输入计算机做相应的组合和处理后,在荧光屏上再现该器官的三维立体图像(图1-9)。

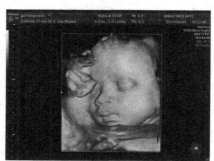

图1-9 三维超声表面成像模式显示胎儿立体图像

三维超声重建系统通常由3部分组成:数据采集、数据存储、数据分析与显示。完成一个标准的三维检查包括以下3个步骤。

(1)自动容积扫查。

(2)多平面容积分析:用在容积盒内通过3个自由移动的正交扫查平面帮助定位分析。

(3)三维重建(容积显示):可以是透明模式、表面模式、彩色多普勒血流三维成像。

三维重建基于立体几何构成法、表面轮廓提取法、体元模型法3种方法实现,目前最常用的是体元模型法。在体元模型中,三维物体被划分成多个依次排列的立方体,每个小立方体称作体元,任一体元可由三维空间内的坐标(x、y、z)确定。在二维图像中的最小单元为像素,三维图像中则为体元,体元可以认为是像素在三维空间中的延伸。与每个体元相对应的值称为"体元值"或"体元容积",一定数目的体元按其相应的空间位置排列则构成三维立体图像。

四、声束聚焦

声束聚焦是为了改善声束的形态,从而提高图像的空间分辨力及仪器的检测灵敏度。实现声束聚焦可以采用安装声透镜的声学聚焦方法,也可通过延迟线方法在线阵、凸阵、相控阵探头中实现电子聚焦和实时动态聚焦。电子聚焦方法可用于发射聚焦和接收聚焦方式,改变声束束射性达到提高超声图像清晰度和分辨力的目的。

(一)发射电子聚焦

电子探头在发射时只要合理调整各个阵元的延迟时间,就可以将声束聚焦在某一深度上。与固定焦距的声透镜聚焦方法相比较,电子探头可通过改变各阵元发射的延迟时间来改变聚焦的深度,因此具有较大的灵活性。如图 1-10 所示,设阵元中心间距为 d,换能器孔径为 D,聚焦点 P 离换能器表面的距离(焦距)为 F,传播媒质中声速为 c,在发射聚焦时,采用延迟顺序激励阵元的方法,使各阵元按设计的延时依次先后发射超声波,在媒质内合成波的波阵面为凹球面,在P 点处同相叠加增强,而在 P 点以外则异相减弱,甚至抵消。

由于发射波的焦距是随发射激励脉冲的不同延时而改变,通过改变激励脉冲的延时调节焦距,就可获得动态电子聚焦,从而使整个探测深度范围内都有良好的聚焦。

1.声学聚焦

声学聚焦是利用声学凸面透镜、声学凹面反射镜等方法实现对波束的聚焦,由于超声在透镜中的声速 c1 和在人体中的声速 c2 不同,当 c1<c2 时采用凸面镜,当 c1>c2 时采用凹面镜。以凸面镜为例,超声在透镜的边缘穿越时被延时较少,而在透镜中心穿越时则被延时较多;因此,边缘和中心的声波总会在某一时刻汇聚在声束轴上的一点,此即声学焦点(图 1-10A)。凹面透镜的聚焦过程可据此类推。

2.电子聚焦

电子聚焦指应用电子延迟线技术,对多阵元探头发射激励脉冲进行相位控制的方法,实现对波束的聚焦。每一次发射对应有 1 个相位差延时量 τ(图 1-10B),

中心声波较边缘声波延迟了一段时间(或距离),由若干个子波共同合成了一个波阵凹面,最终会聚于焦点。

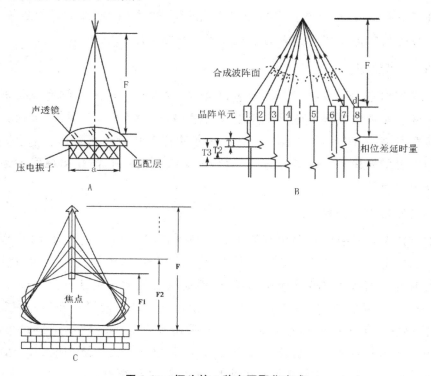

图1-10 探头的3种主要聚焦方式

3.实时动态聚焦

实时动态聚焦也是电子聚焦的一种,与电子聚焦不同之处是,多点动态聚焦的焦点不是固定的,而是通过改变发射激励脉冲的相位延时量,使在波束同一轴线(z)方向上实现多点聚焦发射(图1-10C),并通过数字扫描变换器对几次不同焦点发射所获得的回波信息分段取样处理,最后合成为一行信息,实现接收后的二次聚焦。由于这个信息是几次对焦点区域信息的合成,因此,所显示影像的清晰度和分辨力都较一点聚焦所获得的影像更佳。目前在一些较高档次的B超机型中,常见到这种新技术的采用。对于线阵探头,通常在短轴(y)方向采用声学聚焦,而在长轴(x)方向采用电子聚焦或实时动态电子聚焦。

(二)接收电子聚焦

当用多个阵元接收超声回波信号时,由于反射点到各个阵元的距离不同,信号传播的时间也不同。为了获得最大的反射信号,通常是将各阵元输出的回波信号经过适当延迟后再相加,这就是接收聚焦的概念。各阵元接收回波信号并转化为点信号后,对各阵元输出的电信号按设计的聚焦延时量进行延迟,然后类似于发射声波传播媒质中叠加合成聚焦波束的原理,在接收端,用加法器对各接收的延迟回波信号求和,使来自焦点及其附近的回波信号增强,聚焦区域外的回波减弱甚至抵消,达到接收聚焦目的。只要按距离从近到远不断地调整各阵元的延迟时间,即在一条接收声束中多次改变焦点,就可以实现超声扫描线的动态聚焦。全程聚焦是一类动态聚焦,但焦点数很大,通常不少于 64,是理想的动态聚焦。

五、电子线阵

电子扫描仪的探头由多个小换能器排列而成,每个换能器称为阵元。电子线阵扫查模式采用线阵(直线)排列的多阵元(多晶体)的分时技术。在电子开关的控制下,阵元按一定的时序和编组受到发射脉冲的激励发射超声波,并按既定的时序和编组控制多阵元探头接收回声,回声信号经放大处理后输入显示器进行亮度调制。显示器的垂直方向(y)轴表示探测深度,水平方向(x)轴表示声束的扫查位置。在探头长度一定的情况下,图像的质量主要取决于阵元数量。阵元数量越多,垂直扫描线就越多,图像越清晰,目前探头阵元数最高可达 1 024。

电子线阵超声探头结构如图 1-11 所示,外形几乎均为长方形,它主要由6个部分组成:开关控制器、阻尼垫衬、换能器阵列、匹配层、声透镜和外壳。工作方式通常以多个阵元为一组发射和接收超声波束,通过递推错位组合和电子开关切换,实现声束沿晶片长边方向的扫描,利用人眼的"视觉暂留"特性,看似所有阵元都在发射和接收,由声线构成扫描平面,故称平面线阵。线阵扫描得到的图像均为矩形,如图 1-12 所示,耦合位置下方组织和器官的解剖结构。主要用于小器官和表浅组织检查,频率一般在 5~15 MHz。

六、电子扇扫

电子扇扫包括凸阵扇扫和相控阵扇扫两种。

凸阵探头的结构原理与线阵探头相类似,只是阵元排列成凸形,如图 1-13 所示。但相同阵元结构凸形探头的视野要比线阵探头大。凸阵扇扫的工作原理与线阵扫查基本相同,但获得的是扇形图像。由于其探查视场为扇形,故对某些声窗较小的脏器的探查比线阵探头更为优越。

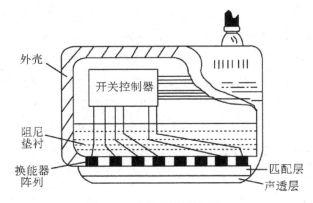

图 1-11　电子线阵探头剖面

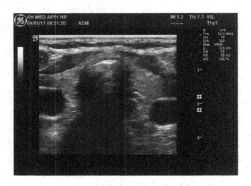

图 1-12　线阵探头扫描显示出矩形二维图像

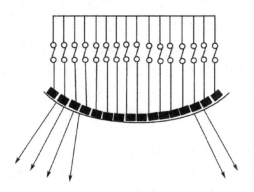

图 1-13　电子凸阵探头

凸阵探头与线阵探头比较,要实现电子聚焦,需更长的延迟线,其原理如图 1-14所示。

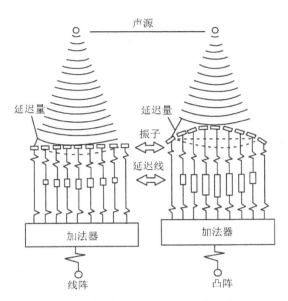

图 1-14 线阵和凸阵阵元延迟量的比较

　　不论是线阵探头还是凸形探头,探头中的阵元都不是同时被激励的,它们总是被分组分时激励,而且分配的方法多样。

　　相控阵超声探头可以实现波束扇形扫描,因此又称为相控阵电子扇扫探头。相控阵超声探头与线阵探头类似,由多个阵元排成直线阵列。所用换能探头的结构、材料和工艺亦相近,主要由换能器、阻尼垫衬、声透镜,以及匹配层几部分组成。

　　它们主要有两点不同:①因为相控阵探头换能器中,各阵元基本上是同时被激励的,而不是像线阵探头换能器那样分组、分时工作的,因此,不需要用控制器来选择参与工作的阵元,所以在探头中没有开关控制器。②相控阵探头的体积和声窗面积都较小(如图 1-15 所示),这是因为相控阵探头是以扇形扫描方式工作的,其近场波束尺寸小,可以通过一个小的“窗口”,对一个较大的扇形视野进行探查。

七、多普勒技术

　　波源将某一频率 f_0 的波以一种固定的传播速度向外辐射时,若发射波的波源与接收波的接收系统发生相对运动,则所接收到的波的频率 f 会与发射波的频率不一致(即频移),此现象称为多普勒效应,在自然界普遍存在,是 1842 年由奥地利物理学家 C.Doppler 首先发现的。两个频率的差值 $f_d = f - f_0$。在声源与接收系统之间的运动为相向的情况下,f_d为正值($f>f_0$,接收频率提高);而相背运动的情况下,f_d为负值($f<f_0$,接收频率降低)。

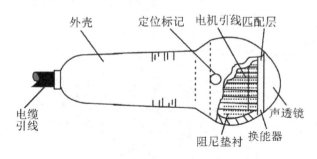

外壳　定位标记　电机引线匹配层

电缆引线

声透镜

阻尼垫衬　换能器

图 1-15　相控阵探头结构

多普勒原理已广泛应用于超声医学诊断中,尤其在以运动器官为主要研究对象的心血管内、外科,超声多普勒诊断成像仪器更成为不可或缺的有力诊断工具。大多数通过检测运动结构(如心脏瓣膜、心肌运动)或散射体(如血管中流动的红细胞)反射回来的超声波束中的多普勒频移,再经过信号放大处理转化成频谱及彩色多普勒信号显示在荧光屏上来反映人体内部器官或血流的运动状态。

超声波对血管内流动的红细胞接收散射,根据多普勒效应,即反射频率与发射频率之间将产生偏移,即多普勒频移 f_d:

$$f_d = \frac{2v\,f_0\,cos\theta}{c}$$

公式中 v 为红细胞的运动速度,c 为超声波的速度。由公式可以看出,频移值与血流速度成正比,若检出 f_d 就可求得 v。

现在的超声多普勒成像装置大多采用与 B 超相结合的方法,在 B 超上一边设立多普勒取样,一边检出血流信息。多普勒波束是与 B 超超声波束一起发射的。由同一探头接收放大,经延迟线和加法器后,进入混频电路和低通滤波器进行相位检波,然后通过取样状态设定电路和带通滤波器取出特定深度的多普勒信号,并将从心脏壁和血管壁带来的运动滞后的低频多普勒信号滤除。取出的多普勒信号一路可以送到扬声器进行监听,一路可以经过 A/D 转换送到频谱分析器进行快速傅里叶变换,通过变换后便可得到多普勒频谱。以横轴表示时间,纵轴表示多普勒频移(速度),各个多普勒频率强度(功率)用辉度显示。由于傅里叶变换频谱范围宽,可以判断是紊流还是层流。最后,经 D/A 变换后与 B 型、M 型图像一起显示。

(一)连续波式超声多普勒成像仪

连续波式超声多普勒成像仪的工作原理见图 1-16。

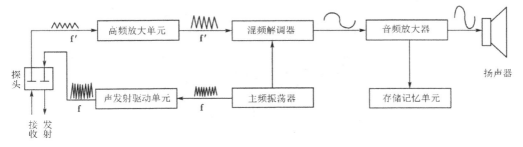

图 1-16 连续波式超声多普勒成像仪原理

连续波式多普勒诊断仪的探头内通常设计为双换能器结构,以独自完成各自的发射和接收任务,一只换能器连续不断地发射出频率为 f_0 的超声信号,另一只换能器则不停地接收反射频率为 f 的回声波,并将之转换为电信号,通过电缆线送至机器的高频放大单元,经过信号幅度放大后再送至混频解调器做解调处理。主振器为一个连续波正弦振荡电路,产生与发射换能器谐振频率相同的频率信号去激励发射换能器,产生超声束。活动目标反射和散射回来的回波信号(已包含那些位于两个换能器的波束叠合区中运动目标贡献出的多普勒频移信号),经低噪声的回波接收放大器进行放大,然后在解调器中加以检测,提取出多普勒频移信号,再经低通滤波器滤出纯的多普勒频移信号,经放大和进一步处理后,最后显示(或记录)结果。连续波式多普勒成像仪没有纵向分辨能力(距离分辨能力),如果有 2 条不同深度但平行的血管,并都在超声束的照射之中,则二维图像无法区分它们的深度。混频解调器是一个非线性差频处理电路单元,它有 2 路输入信号端口和 1 个信号输出端口。在混频解调器内,这 2 路信号进行混频、相差处理,将差频信号 $f_d = f - f_0$ 从输出端口送出。由于频移 f 中实际上已包含了相对运动速度 v、夹角 θ 和声速 c 等变量因素信息,因此解调出的 f_d 公式如下:

$$f_d = \frac{2v\,f_0\,cos\theta}{c}$$

最终结果显示方式可以是音频信号,也可以是反映速度及方向的频谱曲线。

连续波式超声多普勒诊断仪的优点是灵敏度高、速度分辨能力强,很高的血流速度都可以检测出来,且不受深度限制,只要在波束内运动的任何物体的回声信号都能探得(图 1-17)。也正因为如此,所有的运动目标都产生了多普勒信号并混叠在一起,因而无法辨识信息产生的确切部位,所以它没有距离(深度)的信息,无轴向距离分辨力。

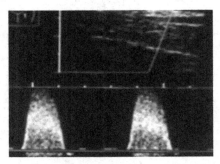

图 1-17　连续波多普勒超声显示股动脉狭窄处高速湍流频谱

(二)脉冲波式超声多普勒成像仪

脉冲多普勒成像系统除了能获得多普勒信号以外还可测出回波的时间与波束方向,据此定出运动目标的位置。它所提供的距离信息,可以测定血管中某点的流速。脉冲式多普勒成像系统结合了脉冲回波系统的距离鉴别能力和连续波式多普勒成像系统的速度鉴别能力的优点,因而应用更为广泛。如图 1-18 所示的脉冲波多普勒超声显示正常颈动脉层流频谱。但是脉冲多普勒系统由于其最大显示频率受脉冲重复频率限制,在检测高速血流时容易出现混叠现象。

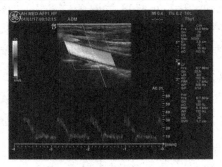

图 1-18　脉冲波多普勒超声显示正常颈动脉层流频谱

脉冲多普勒超声仪构成与工作原理如图 1-19 所示。整机由主控制单元、发射单元、探头单元及接收处理单元中的多普勒信号处理通道和 B(M)型辉度调制处理通道组成。

主控制单元是以中央微处理器、超声频率振荡发生器为核心的中枢机构,它可以改变振荡器发生的频率 f_0,控制发射单元中脉冲形成的周期(或脉冲重复率 FPR),协调探头的收、发工作状态以及启、闭接收电路中的距离选通门。振荡器产生的超声波频率信号分为两路:一路送至发射电路中的门控电路,供其调制成脉冲信号送出;另一路传至接收电路中作为原始信号的相位参考标准。

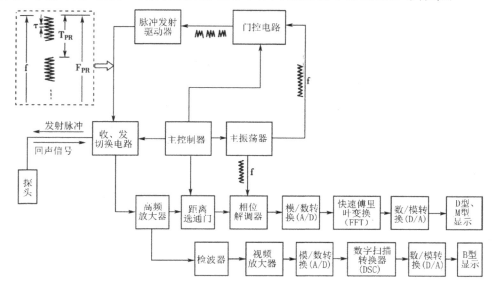

图 1-19 脉冲式多普勒成像仪结构框图

发射单元中的脉冲波源采自振荡器送来的超声频率(f_0)信号。门控电路执行主控电路的命令,将连续波 f_0 截取成重复频率为 FPR 的脉冲段(也可按主控器的程序,调成其他频率或其他函数形式的波形)送至发射驱动器、探头等转换成超声波发射。

接收单元中有两路通道,一路将回声信号按 B 型(辉度调制型)即时显示出断面影像;另一路则主要处理回声中的多普勒频移信号,最终以声音或图形的信号显示出来。

由于超声发射是以脉冲方式间歇进行的,所以发射和接收信号可以由探头中的同一块晶体完成。而探头中排列有许多的晶振阵元,就能在几乎是同一时间内完成许多通道的收、发工作。发射脉冲的宽度比较窄,只有 1~2 微秒,但前后 2 个脉冲之间的间隔时间较脉冲本身的宽度大得多。换能器在发射完第 1 个脉冲后即处于接收状态,入射超声穿过人体各层组织时会产生一系列回声,被探头换能器接收后,转换成一系列电脉冲信号。通过收、发切换电路送进接收放大电路处理。至下一个发射脉冲到来时,切换电路状态反转,使换能器停止接收,重新工作于发射状态,周而复始。上述工作过程与 B 型诊断仪的收发过程一致,因而它可以和 B 型显示通道共用一个探头,同时完成 B 型断层成像和 D 型信号显示。

为了获得人体内部所需探测目标的回声信息,就必须采用距离(或深度)选通接收门控制器。在人体软组织中,超声的传播速度差别不大,可以将平均声速视为常数(c=1 500 m/s),故从发射出脉冲信号的前沿为起始时刻(t_0)计起,至返回信号的脉冲到达时间的长短与运动器官距离换能器的深度成正比。于是只要调节"距离选通门"的启闭时间,就能控制探测距离和沿着这一距离方向上的一段长度(又称作"容积"),这样就可以只接收感兴趣目标的回声信号,滤除前后的无关信号。设距离选通门的开启时刻为 t_1,关闭时刻为 t_2,探头换能器至探测目标之间的距离为 d,由于 t_1-t_0 为声波在人体传播的往返时间,公式如下:

$$d=c \cdot (t_1-t_0)/2$$

如果再改变"距离选通门"的关闭时间 t_2,又可以控制接收信号的长度,即 $\tau=t_2-t_1$ 的时间长短。在脉冲式超声诊断中把(t_1-t_0)对应的距离称作取样深度;而把(t_2-t_1)对应的距离称作容积长度。诊断医师通过调节和使用这 2 个参数来实现对体内运动目标的定位检测。

运动目标的单一方向性探测可以比较容易地运用频移量 $f_d=f-f_0$ 的取值正负来判定。但有时血管内红细胞的方向、速度并不总是相同,在某些部位会存在湍流或反流现象,此时多普勒信号也不是单一的频率,而是具有一定的频带宽度,这样就必须把这一信号的频率上、下边带分离开来,通常可以采用单边带直接分离、正交相位探测等方法。如果需要对一定频带宽度的频谱做出比较精确的定量分析时,则应该采用实时频谱分析方法。使用这一方法在多普勒信号中分离和鉴别出许多频率并做出处理。傅里叶变换器即是为从事这项工作而设置。根据傅里叶变换理论,任何复杂的波形都可以分解成许多不同幅度、相位和频率的简单波形,这样的分解可以大大地简化诊断中对复杂信息的分析。

另外,由于超声 B 型成像显示的配合使用,脉冲式多普勒诊断仪还可以在 B 型影像上显示出多普勒声束线和目标运动方向上的夹角 θ,于是根据公式

$$v=f_d \cdot c/(2 f_0 \cdot cos\theta)$$

便可得出目标的运动速度。

脉冲多普勒诊断仪每秒发射的超声脉冲个数,即脉冲重复频率 FPR 一般为几 kHz,这种探测方式的最大取样深度 Dmax 是由脉冲重复频率(或 2 个脉冲的间隔时间)来决定的。FPR 越高(脉冲间隔越短),Dmax 越小;反之,Dmax 越大。两者关系为公式:

$$Dmax=c/2FPR$$

仅从上公式来看,若要增大探测深度 Dmax,则须降低脉冲重复频率 FPR。

根据纳奎斯特(Nyquist)信息取样定理:取样频率(即脉冲重复频率 FPR)必须 2 倍于原始波形频率(即多普勒频移量 f_d)以上时,才能保持原始波形的真实性,即须满足:$f_d \leqslant FPR/2$ 才能真实有效地取样。根据这一取样定理,当目标的运动速度比较低时,原始波形多普勒频移量 f_d 低于取样频率的 1/2(即 FPR/2),则可以如实地重建原始信号波形;反之,由取样信号重建的波形就与原始波形不一样,这种现象称为影像的混叠。

在常规脉冲多普勒系统中,能检测的最高运动速度 V_{max} 与最大探测距离 Dmax 的乘积是一个常数见:

$$V_{max} \cdot D_{max} = \left[\left(\frac{\lambda}{2} \cdot FPR \right) / 2 \right] \cdot (c/2FPR) = \lambda/c8 = c2/8f$$

所以提高其中一个时,必定会以降低另一个作为代价。

(三)彩色多普勒血流成像仪

彩色多普勒血流显像是利用超声多普勒原理对心脏和血管进行探测的新技术。它是根据多普勒效应和频移规律在超声显像和超声心动图的基础上,利用运动目标指示器原理来计算出血液中的红细胞运动状态,根据红细胞的移动方向、速度、分散情况,调配红、绿、蓝三原色,并变化其亮度,然后重叠显示在传统的 B 超图像上。它可以显示出血流方向和相对速度,提供在心脏和大小血管内血流的时间和空间信息,从而能定性地了解血流特征(层流、湍流、涡流);还可以显示出心脏某一断面处的异常血流分布情况和测量血流束的面积、轮廓、长度、宽度,把血流信息显示在二维截面图像上。

通过数字电路和计算机处理,我们可以很方便地将血流的某种信息参数处理成任何一种色彩模拟量,但是为了统一显示标准,目前彩色多普勒血流成像仪都采用国际照明委员会规定的红、绿、蓝三原色,其他颜色都是由这 3 种颜色混合而成。规定朝向探头的运动血流用红色表示,远离探头运动的血流颜色用蓝色表示,而湍动血流用绿色表示。绿色的混合比率与血流的湍动程度成正比,正向湍流的颜色接近黄色(由于红和绿的混合),反向湍流的颜色接近深青色(由于蓝和绿的混合)。血流的层流越多,所显示的红色或蓝色越纯正。此外还规定血流的速度与红蓝两种彩色的亮度成正比,正向速度越高,红色的亮度越亮;同样反向速度越高,蓝色的亮度越亮。这样,用 3 种彩色显示了血流的方向、速度及湍流程度,为临床提供了实时血流分析的资料。如图 1-20 所示,常规的彩色多普勒血流成像仪中彩色图像的各种定义。

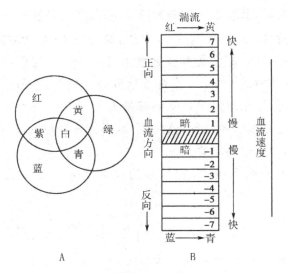

图 1-20　常规的血流彩色显示定义

A.红、绿、蓝三原色相加后的混合效果;B.血流方向和速度与色彩明暗的对照关系

　　彩色多普勒血流成像仪是在 B 型黑白图像上叠加彩色多普勒血流信号的影像 ,这种显示方式的取样信息必须完全重合,因此两种方式是共用 1 个高速相控阵扫描探头来实现声波的发射和信号的探测接收的。它的总体构成与前面介绍的脉冲波式多普勒成像仪的结构有许多相同之处。除中央主控制器、发射驱动和探头各单元以外,在接收信号处理单元中的 B 型、M 型显示及脉冲多普勒信号检测处理两通道的基础上,又并行增加了彩色多普勒血流图的测量变换通道,如图 1-21 所示,其简化结构方框图。图中省略了主频振荡、中央主控制器和脉冲发射等单元,简化了 B(M)型显示和脉冲多普勒两个信号处理通道。

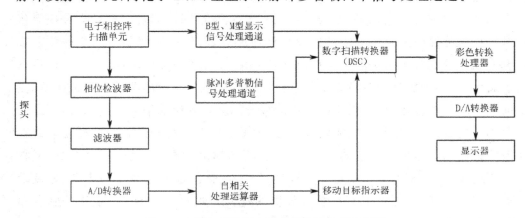

图 1-21　彩色多普勒血流成像仪结构简化框图

系统在接收到发射来的回声信号后,先进入相位检波器与原始振荡信号进行相位比较,再将一路信号送入脉冲多普勒信号处理通道;另一路则经过低通滤波器去除没有意义的杂波信号。由于来自器官壁和组织边界的反射信号很强却又不具备诊断意义,基于这类信号通常处于静止状态,能产生的多普勒频移量很低,所以可使用滤波器将低频信号滤除。滤过后的信号经 A/D 模数转换后,再进行自相关处理。这一步骤是将前后两个脉冲产生回声的时间差换算成相位差,再根据相位差与目标运动状态的关系处理成血流方向和速度结果。在一维多普勒诊断仪(连续波 CW 和脉冲波 PW)中,是将回声频率与原始振荡频率比较出频移量 f_d,然后通过多普勒方程式换算出血流方向和速度。既而通过自相关处理后的信号与另外两个通道的 B、M、D 信号一起送入数字扫描变换器(DSC)相合并,再通过彩色转换处理器把血流信息变为彩色信息,经 D/A 数模转换后,从显示器上显示出二维实时动态影像,其中 B 型(或 M 型)为黑白影像,在相应的断面解剖结构上叠加有彩色血流信号。

第二章　肌肉骨骼系统疾病的X线影像

第一节　骨关节病变

一、骨骼病变

(一)骨质疏松

骨质疏松是指单位体积内骨量的减少,即有机质和无机质都减少,但骨内两者比例仍正常。

骨质疏松的 X 线表现主要是骨密度降低。

(二)骨质软化

骨质软化是指单位体积内骨组织有机成分正常而钙化不足。

X 线表现骨密度降低,骨小梁模糊、变细,骨皮质变薄。可见假骨折线。

(三)骨质破坏

骨质破坏是指原有骨结构被病理组织所取代而造成的骨组织的缺失。

X 线表现溶骨性破坏骨质内见透亮区;炎症骨破坏区边缘常有硬化环围绕;膨胀性骨破坏。

(四)骨质增生硬化

骨质增生硬化是指单位体积内骨量的增多。骨皮质增厚、骨小梁增多、增粗,是成骨活动增加或破骨活动减少或两者同时存在所致。

X 线表现为骨质密度增高,伴有或不伴有骨骼的变形。在关节面、脊椎的边缘见骨性赘生物(骨刺、骨桥、骨唇)等。

(五)骨膜增生

骨膜增生又称骨膜反应,是因骨膜受到刺激,骨膜内层的成骨细胞活动增加所产生的骨膜新生骨。

X 线表现为一段长短不等、与骨皮质平行的致密线,它同骨皮质间有 1～2 mm宽的透亮间隙。常见的有层状或葱皮状、花边状、针状或放射状。

(六)骨质坏死

骨质坏死是骨组织局部代谢停止,坏死的骨质称为死骨。

X 线表现为骨质局限性密度增高。

二、关节基本病变的 X 线表现

(一)关节破坏

关节破坏表现为关节间隙变窄,骨破坏和缺损。严重时可致关节脱位、半脱位和畸形。

(二)关节退行性变

基本病理变化为软骨变性、坏死和溶解,逐渐为纤维组织或纤维软骨所代替。骨性关节面骨质增生硬化,关节面凹凸不平,关节边缘骨赘形成。

(三)关节强直

关节强直表现关节间隙显著狭窄或消失,骨小梁通过关节间隙连接两侧骨端。

第二节　骨关节创伤

一、骨折

骨折是指骨结构连续性和完整性的中断。儿童骨骺分离亦属骨折。

(一)骨折的基本 X 线表现

骨折的断端多表现为边缘锐利而不规则的透亮裂隙,称为骨折线;嵌入性或压缩性骨折断端多呈高密度致密带;儿童青枝骨折表现为骨小梁扭曲或骨皮质部分断裂;骨骺分离表现为骺线增宽,骨骺与干骺端对位异常。

(二)骨折的类型

骨折可分为创伤性骨折、病理性骨折和疲劳性骨折。

1.创伤性骨折

创伤性骨折即直接或间接暴力引起正常骨的骨折。根据骨折的程度分为完全性骨折和不完全性骨折；还可根据骨折的时间分为新鲜骨折和陈旧性骨折。

2.病理性骨折

在已有的骨病基础上发生的骨折称病理性骨折。

X线上除有骨折征象外还具原有病变引起的骨质改变。

3.疲劳性骨折

长期、反复的外力作用于骨的某一部位，可逐渐发生慢性骨折，称为疲劳性骨折或应力骨折。好发部位为跖骨、胫腓骨。

X线显示骨折线光滑整齐，多发生于一侧骨皮质而不贯穿整个骨干。骨折周围有骨膜反应、皮质增厚、髓腔硬化。

(三)骨折的愈合

1.肉芽组织修复期

骨折后数小时，骨折端及周围软组织出血并形成血肿。在骨折后2～3天，新生的毛细血管侵入血肿，开始机化，形成纤维性骨痂，在此基础上，成骨细胞活动形成大量的骨样组织，即骨样骨痂。

X线表现骨折线仍清晰可见并稍增宽，但不似新鲜骨折线锐利。

2.骨痂形成期

骨折1～2周后，骨样组织逐渐骨化，形成骨性骨痂。此期骨折断端密度较高，骨折线模糊，断端周围有致密的、无定形的骨质。

3.骨性愈合期

骨性骨痂逐渐缩小增浓，骨小梁逐渐增加，骨髓腔为骨痂所堵塞。骨折断端间形成骨性联合。

X线表现为骨痂体积变小、致密、边缘清楚，骨折线消失，断端间有骨小梁通过。骨性愈合期在骨折后3～12个月。

4.塑形期

在肢体负重运动后，骨小梁重新按受力线方向排列。不需要的骨痂通过破骨细胞而吸收，骨痂不足的部位则经骨膜化骨而增生填补。最后骨折的痕迹完全或接近完全消失，恢复原来的骨形态。完成塑形在儿童中需1～2年，在成人则需2～4年。

(四)骨折的并发症和后遗症

1.延迟愈合或不愈合

骨折超过正常愈合时间仍未愈合,但未达到不愈合的程度称延迟愈合,经适当处理后仍有愈合的可能。X线表现骨折线增宽,骨痂量少,骨折端骨质明显疏松。

骨折已半年以上,骨折断端仍有异常活动,X线表现为骨断端吸收、萎缩、变细,局部硬化、光滑,即为骨不愈合。骨折间隙明显增宽,有假关节形成。

2.外伤后骨质疏松

外伤后骨质疏松可引起失用性骨质疏松;而骨质疏松可以延缓骨折的愈合。

X线表现为骨密度降低,皮质变薄,骨小梁减少。严重骨折远端骨萎缩。

3.缺血性骨坏死

骨折时由于骨营养血管断裂,没有建立有效的侧支循环,致断骨一端的血液供应障碍,而发生缺血性坏死。

X线表现坏死骨的密度增高,周围正常骨组织相对疏松。

4.创伤性关节炎

骨折累及关节时,损伤并破坏关节软骨和软骨下骨质,形成创伤性关节炎。

X线表现为关节间隙变窄,关节面增生硬化,边缘骨赘形成,周围韧带骨化等。

5.骨化性肌炎

骨创伤常伴骨膜撕脱剥离,肌腱韧带损伤,骨膜下血肿,在此基础上可形成钙化或骨化。

X线表现为骨的附近或软组织中,出现不规则条片状致密影,数目和大小不一。

6.骨畸形

骨断端复位不佳,可造成畸形愈合。

7.血管、神经损伤

骨创伤常伴有邻近的血管和神经的损伤。如颅骨骨折容易损伤颅内动脉,造成颅内血肿。肱骨髁上骨折可造成肱动脉和正中神经损伤等。

(五)常见的几种骨折

1.克雷氏(Colles)骨折

克雷氏骨折是指桡骨远端,距离远侧关节面2～3 cm内的骨折。骨折远端向背侧移位和向掌侧成角,桡骨前倾角减小或呈负角,使手呈银叉状畸形,常伴有尺、桡骨远端关节脱位及尺骨茎突骨折。与克雷氏骨折的作用力相反,跌倒时手腕掌屈手背触地,使骨折远端向掌侧移位和向背侧成角,称史密斯(Smith)骨折或反克雷氏骨折。

2.股骨颈骨折

(1)内收型(错位型、不稳定型)。

(2)外展型(嵌入型、稳定型),该型较少见。

3.踝部骨折

骨折形态常为斜形或撕脱骨折,强大暴力可造成粉碎性骨折,骨折线可通过关节或并发踝关节半脱位。

4.脊柱骨折

脊柱骨折表现为椎体呈楔状变形,前缘皮质断裂、凹陷或凸出,椎体中央因骨小梁相互压缩而出现横行致密线,有时在椎体前上角可见分离的碎骨片。

二、关节脱位

(1)肩关节脱位。

(2)肘关节脱位。

(3)髋关节脱位。①后脱位:最常见。X线正位片显示股骨头脱出髋臼之外,股骨头上移与髋臼上部重叠。②前脱位:较少见。X线正位片股骨头下移于髋臼下方对向闭孔,与坐骨结节重叠。

第三节　骨关节化脓性感染

一、化脓性骨髓炎

化脓性骨髓炎是骨髓、骨和骨膜的化脓性炎症。

(一)急性化脓性骨髓炎

致病菌经骨营养血管进入骨髓腔,表现为充血、水肿、中性粒细胞浸润、骨质破坏,脓肿形成。骨干失去来自骨膜的血液供应而形成死骨。

X线表现:①软组织肿胀;②骨质破坏;③骨膜增生;④死骨。

(二)慢性化脓性骨髓炎

急性化脓性骨髓炎如果治疗不及时可转变为慢性,其特征为排脓窦道经久不愈,反复发作。

X线表现:广泛的骨质增生及硬化,骨髓腔变窄或闭塞。在增生硬化的骨质中可见残存的破坏区,其中可有大小不等的死骨。

二、化脓性关节炎

病变初期为滑膜充血、水肿,关节腔内积液,引起关节面破坏和关节间隙狭窄,关节面的破坏愈合时发生纤维性强直或骨性强直。

X线表现:早期关节周围软组织肿胀、关节囊增大、关节间隙增宽,局部骨质疏松,骨质破坏以关节承重部位出现早而明显。晚期可出现骨性强直或纤维性强直。

第四节　慢性骨关节病

一、类风湿性关节炎

(一)病理

滑膜充血、水肿和炎细胞浸润;关节内渗出液增多;滑膜逐渐增厚,表面形成血管翳。关节软骨及软骨下骨质被破坏,形成纤维性强直,或骨性强直。

(二)X线表现

(1)关节周围软组织肿胀。

(2)关节邻近骨质疏松。

(3)关节边缘侵蚀及软骨下囊性变。

(4)关节间隙变窄。

(5)关节畸形和强直。

二、强直性脊柱炎

(一)病理

滑膜炎症和血管翳可造成关节软骨和软骨下骨质破坏,脊柱韧带、关节突、关节囊及椎间盘发生广泛钙化、骨化,呈"竹节"状脊柱。

(二)X 线表现

1.骶髂关节的改变

病变首先侵犯骶髂关节,双侧对称性受累为其特征,是诊断的主要依据。开始骶髂关节面模糊,继而出现虫蚀样破坏,骨质增生硬化,关节间隙变窄,最后骨性融合。

2.脊柱的改变

病变常由脊椎下部开始,向上逐渐累及全部脊柱。早期骨质疏松。脊椎小关节面模糊,关节间隙消失。椎体前缘的凹面变直呈"方形椎"。由于椎间盘纤维环连同椎旁韧带的广泛钙化、骨化,使脊柱成为竹节状。

3.周围关节的改变

周围关节的改变表现为关节间隙变窄、关节面侵蚀、关节面下囊性变、骨赘增生及骨性强直。

三、退行性骨关节病

X 线表现如下。

(1)关节间隙狭窄。

(2)关节软骨下硬化及假囊肿:关节软骨下广泛密度增高。囊性变表现为圆形、类圆形透亮区,边缘清楚,常有硬化边。

(3)关节腔内游离体。

(4)脊柱退行性变:脊柱生理曲度变直、侧弯。椎间隙变窄,椎体终板骨质增生硬化,边缘骨赘增生、重者可连成骨桥。颈椎椎体后缘、椎小关节及钩椎(Luschka 关节)增生变锐压迫和刺激颈丛神经根、脊髓、颈动脉及交感神经等组织而产生一系列临床症状,称颈椎病。

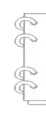

第三章　五官疾病的CT影像

第一节　眼部常见疾病

一、眼部外伤

(一)眼部异物

1.病理和临床概述

眼部异物是常见眼部外伤,异物分为金属性(铜、铁、钢、铅及其合金)和非金属性(玻璃、塑料、橡胶、沙石等)。眼部异物可产生较多并发症,如眼球破裂、晶状体脱位、眼球固缩、出血和血肿形成、视神经创伤、眶骨骨折、海绵窦动静脉瘘、感染等。临床表现多样。

2.诊断要点

金属异物CT表现为高密度影,CT值＞2 000 HU,周围可有明显的放射状金属伪影;非金属异物又分为:①高密度,如沙石、玻璃,CT值＞300 HU,一般无伪影;②低密度,如植物类、塑料,CT值为－199～＋20 HU(图3-1)。

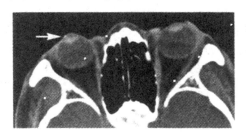

图 3-1　右眼异物

右侧眼角膜见小点状高密度影,临床证实为石头溅入

3.鉴别诊断

(1)眼内钙化：分为眼球内钙化和球后眶内钙化，多见于肿瘤、血管性病变，CT 可见肿块影，可以区别。

(2)人工晶体：询问病史可以区别。

(3)眶内气肿：异物具有固定的形状，有助于区别。

4.特别提示

X 线不易确定异物位于眼球内或眼球外，CT 能准确显示异物的部位、数目及其并发症，并能定位。对于密度同玻璃体相近的异物，CT 不能显示，MRI 显示良好。

(二)眼球及眶部外伤

1.病理和临床概述

眼球及眶部外伤包括软组织损伤和眼部骨折。前者以晶状体破裂和眼球穿通伤多见。晶状体破裂表现为外伤性白内障，视力下降或丧失；穿通伤致眼球破裂，最终致眼球萎缩，眼球运动障碍，视力丧失。后者以眶壁、视神经管骨折多见。

2.诊断要点

(1)晶状体破裂 CT 表现为晶状体密度降低直至晶状体影像和玻璃体等密度而消失。

(2)穿通伤常伴局部出血(血肿)、少量积气、晶状体脱位、视神经损伤及眼球破裂等表现。

(3)眼眶骨折多发生于骨壁较薄弱部位，如眼眶内侧壁、眶底、眶尖、蝶骨大翼骨折等。表现为骨质连续性中断。

(4)CT 还可以确定眼内容物、视神经、眼肌、球后脂肪损伤情况及视神经管骨折情况(图 3-2)。

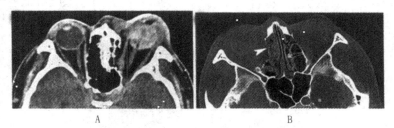

A   B

图 3-2　眼球及眶部外伤

A.左侧眼球密度增高及球内可见少量气体，眼睑软组织肿胀；B.右侧眼眶内侧壁骨折，筛窦密度增高，内直肌挫伤肿胀

3.鉴别诊断

一般多有明确外伤史。正常眼眶内侧壁局部可为膜状结构,需与骨折鉴别,骨折时内直肌常表现挫伤改变。

4.特别提示

早期诊断眼部外伤情况,对确定治疗方法和预后很重要。CT能充分提供外伤信息。对于眼外肌和其周围纤维化情况CT有时不能区分,MRI显示更好。

二、眶内炎性病变

(一)炎性假瘤

1.病理和临床概述

炎性假瘤病因不清,可能与免疫功能有关。本病男性多于女性,中年以上为主,一般为单侧发病,少数病例可以双侧发病。根据炎症累及的范围,可分为眶隔前炎型、肌炎型、泪腺炎型、巩膜周围炎、神经束膜炎及弥漫性炎性假瘤。也有人将炎性假瘤分为4型:弥漫型、肿块型、泪腺型和肌炎型。急性期主要为水肿和轻度炎性浸润,浸润细胞包括淋巴细胞、浆细胞和嗜酸性细胞,发病急,表现为眼周不适或疼痛、眼球转动受限、眼球突出、球结膜充血水肿、眼睑皮肤红肿、复视和视力下降等,症状的出现与炎症累及的眼眶结构有关。亚急性期和慢性期为大量纤维血管基质形成,病变逐渐纤维化,症状和体征可于数周至数月内缓慢发生,持续数月或数年。对激素治疗有效但容易复发。

2.诊断要点

按CT表现可以一般按后者分型:肿块型、肌炎型、泪腺型和弥漫型,以肌炎型和肿块型较为常见。肿块型表现为球后边缘清楚、密度均匀的软组织肿块。可以同时显示眼环增厚、眼外肌和视神经增粗、密度增高及边缘不整齐等改变;肌炎型表现为眼外肌肥大,边缘不整齐,常累及眼肌附着点,可同时显示泪腺肿大;泪腺型表现为泪腺呈半圆形、扁形、肿块状增大,边界清楚;弥漫型表现为眼外肌肥大和视神经增粗,且密度增高、眼环增厚,泪腺弥漫性增大,球后间隙密度增高,眶内各结构显示欠清(图3-3)。

3.鉴别诊断

格雷夫斯眼病表现为肌腹增粗,附着于眼球壁上的肌腱不增粗,常是双侧下直肌、上直肌、内直肌肌腹增粗,临床有甲状腺功能亢进表现。部分患者横断位扫描眼外肌增粗如肿块样,应行冠状位或MRI检查。

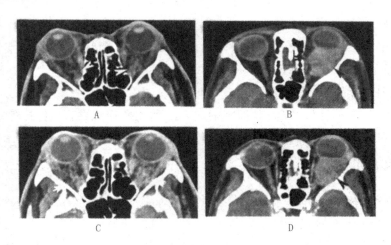

图 3-3 炎性假瘤

A、B.为弥漫型炎性假瘤,眼外肌肥大和视神经增粗,且密度增高、眼环增厚,泪腺弥漫性增大,球后间隙密度增高,眶内各结构显示欠清,增强扫描呈不均匀中等强化;

C、D.为肿块型炎性假瘤,左眼眶球后视神经与外直肌间可见一肿块,边界尚清,增强扫描有轻度均匀强化

4.特别提示

临床激素治疗可以明显好转。

(二)眶内蜂窝织炎

1.病理和临床概述

眶内蜂窝织炎为细菌引起的软组织急性炎症,病菌多为溶血性链球菌或金黄色葡萄球菌。大多为鼻窦或眼睑炎症蔓延所致,或由于外伤、手术、异物及血行感染等引起。临床表现为发热、眼睑红肿,球结膜充血,运动障碍、视力降低,感染未及时控制,可引起海绵窦及颅内感染。

2.诊断要点

CT 检查可以明确显示病变范围,区别炎症与脓肿。表现为眼睑软组织肿胀;眼外肌增粗,边缘模糊;眶内脂肪影为软组织密度取代,内见条状高密度影,泪腺增大;骨膜下脓肿表现为紧贴骨壁肿块,见小气泡影或环状强化(图 3-4)。

部分患者有眼球壁增厚,密度同眼外肌或略低,增强后病变明显不均匀强化。

发生骨髓炎表现为眶骨骨质破坏,伴骨膜反应,周围见不规则软组织。

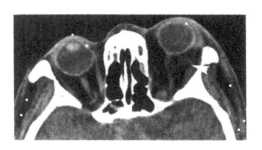

图 3-4 眶内蜂窝织炎

左侧球后脂肪密度增高,可见条状影及模糊改变,左侧眼睑肿胀;眼球突出

3.鉴别诊断

眶内转移性肿瘤,发生在眶骨、肌锥内外、眼外肌,其中60%发生在肌锥外,20%为弥漫性,2/3患者伴有眶骨改变,临床有原发病史。

4.特别提示

眼部 CT 检查可以明确炎症范围、侵袭眼眶途径、观察疗效及有无颅内侵犯。MRI 检查对诊断亦有帮助。

(三)格雷夫斯(Graves)眼病

1.病理和临床概述

甲状腺功能改变可有眼部症状。仅有眼症状而甲状腺功能正常者称为眼型Graves病;甲状腺功能亢进伴有眼征者称为 Graves 眼病,多数 Graves 眼病有甲状腺功能亢进,甲状腺增大和眼球突出。病理改变眼外肌肥厚、眶脂肪体积增加,镜下表现为淋巴细胞、浆细胞浸润。临床表现:Graves 眼病发作缓慢,有凝视、迟落等表现。严重者眼球明显突出固定,视力明显减退。

2.诊断要点

CT 检查多数为对称性眼外肌增大,眼肌增大呈梭形,肌腹增大为主;边缘光滑清晰,以内直肌、下直肌较多累及(图 3-5)。

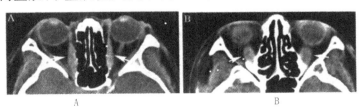

图 3-5 Graves 眼病

甲状腺功能亢进,眼球突出,A 图双眼内直肌肌腹明显增粗(箭头所指),肌腱未见增粗;B 图双眼下直肌明显增粗(箭头所指)

视神经增粗和眼球突出,球后脂肪体积增加,显示清晰,眶隔前移,可与炎性假瘤鉴别。

少数患者表现为眶内脂肪片状密度增高影,泪腺增大,眼睑水肿,甚至视神经增粗等征象。

3.鉴别诊断

(1)炎性假瘤:主要是肌炎型假瘤需鉴别,表现为眼外肌肌腹和肌腱均增粗,上直肌、内直肌最易受累,眶壁骨膜与眼外肌之间脂肪间隙消失。

(2)颈动脉海绵窦瘘:有外伤病史,眼球突出明显,听诊及血管搏动音,增强扫描显示眼上静脉明显增粗,MRI斜矢状位可以清晰显示。

(3)外伤性眼外肌增粗:表现眼肌肿胀,常见眶壁骨折、眼睑肿胀等征象。

4.特别提示

CT和MRI均能较好显示增粗的眼外肌,但MRI更易获得理想的冠状面和斜矢状面,显示上直肌、下直肌优于CT,并可区分病变是炎性期还是纤维化期。

三、眼部肿瘤

(一)视网膜母细胞瘤

1.病理和临床概述

视网膜母细胞瘤是儿童常见肿瘤,90%见于3岁以下,单眼多见。该肿瘤起源于视网膜内层,向玻璃体内或视网膜下生长,呈团块状,常有钙化和坏死,病灶可表现一侧眼球内多发结节或两侧眼球发病。临床表现早期多无症状,肿瘤较大可出现白瞳征、视力丧失,晚期出现青光眼、球后扩散、眼球突出等。肿瘤常沿视神经向颅内侵犯,累及脉络膜后可远处转移。

2.诊断要点

CT表现眼球后半部圆形或椭圆性高密度肿块,大部分见不规则钙化或一致性钙化,钙化呈团块状、斑点状或片状,钙化亦是本病的特征表现(图3-6)。

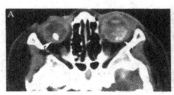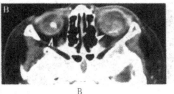

图3-6　视神经母细胞瘤

女,4岁,发现左眼瞳孔内黄光反射来院就诊。CT可见双侧眼球内混杂密度肿块,
其内有斑点状钙化。手术病理为视神经母细胞瘤(A为平扫,B为增强)

侵犯视神经时显示视神经增粗,肿瘤非钙化部分增强扫描呈轻、中度强化。

3.鉴别诊断

(1)眼球内出血:多有外伤史,无肿块。

(2)眼球内寄生虫病:晚期一般为玻璃体内高密度影,CT 有时很难鉴别,B超有助于区分钙化和寄生虫坏死后形成的高密度影。

4.特别提示

CT 是诊断视网膜母细胞瘤的最佳方法,薄层高分辨率 CT 对肿瘤钙化显示达 90％以上。CT 和 MRI 显示肿瘤的球后扩散较清楚,但 MRI 对于视神经和颅内转移及颅内异位视网膜母细胞瘤的显示率优于 CT。

(二)视神经胶质瘤

1.病理和临床概述

视神经胶质瘤是发生于视神经内胶质细胞的肿瘤,儿童多见,发生于成人具有恶性倾向,女性多于男性。本病伴发神经纤维瘤者达 15％～50％。

临床最早表现为视野盲点,但由于患者多为儿童而被忽视。95％患者以视力减退就诊,还表现为眼球突出,视盘水肿或萎缩。

2.诊断要点

视神经条状或梭形增粗,边界光整,密度均匀,CT 值在 40～60 HU,轻度强化,侵及视神经管内段引起视神经管扩大(图 3-7)。

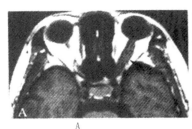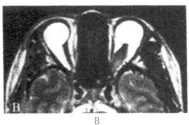

图 3-7　视神经胶质瘤

患者女性,39 岁,左眼视力减退 5 个月就诊,MRI 显示左侧视神经明显梭形增粗,边界光整,信号基本均匀

3.鉴别诊断

(1)视神经鞘脑膜瘤:主要见于成年人,CT 表现为高密度并可见钙化,边界欠光整;MRI 上 T_1WI 和 T_2WI 均呈低或等信号,肿瘤强化明显,而视神经无强化,形成较具特征性的"轨道"征。

（2）视神经炎：主要指周围视神经鞘的炎性病变,有时与胶质瘤不易鉴别。

（3）视神经蛛网膜下腔增宽：见于颅内压增高,一般有颅内原发病变。

4.特别提示

MRI检查容易发现肿块是否累及球壁段、管内段或颅内段；有利于区别肿瘤与蛛网膜下腔增宽,因此为首选检查方法。MRI增强显示更好。

（三）皮样囊肿或表皮样囊肿

1.病理和临床概述

眼眶皮样囊肿或表皮样囊肿由胚胎表皮陷于眶骨间隙内没有萎缩退化形成,可不定期地潜伏,儿童期发病多见。临床表现为缓慢进行性无痛性肿物,伴眼球突出、眼球运动障碍等。

2.诊断要点

CT表现为均匀低密度或混杂密度肿块,其内含有脂肪密度结构。常伴邻近骨壁局限性缺损,囊壁强化而囊内无强化。眼球、眼外肌、视神经受压移位。

3.鉴别诊断

应与泪腺肿瘤、组织细胞增殖症等病变鉴别。根据病变特征一般可以鉴别。

4.特别提示

CT能很好地显示囊肿典型CT密度和骨质缺损,一般容易诊断。若CT诊断困难,MRI能显示肿块信号特点,一般可明确诊断。

（四）泪腺良性混合瘤

1.病理和临床概述

泪腺良性混合瘤又称良性多形性腺瘤,见于成人,平均发病年龄40岁,无明显性别差异。多来源于泪腺眶部,肿物呈类圆形,有包膜,生长缓慢,可恶变。表现为眼眶前外上方相对固定、无压痛的包块,眼球向前下方突出,肿瘤生长较大时可引起继发性视力下降等。

2.诊断要点

CT表现为泪腺窝区肿块,软组织密度,均匀,少见钙化,边界光整；泪腺窝扩大,骨皮质受压,无骨质破坏征象；明显强化。还可有眼球、眼外肌及视神经受压移位改变(图3-8)。

3.鉴别诊断

（1）泪腺恶性上皮性肿瘤：肿瘤边缘多不规则,常伴有泪腺窝区骨质破坏改变。

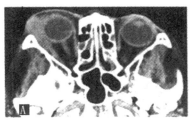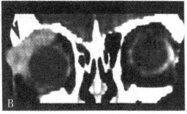

图 3-8　泪腺良性混合瘤

患者男性,52 岁,发现右眼眶外侧肿块 3 年,近来感觉有增大,CT 检查最示右侧泪
腺区占位,呈等稍高均匀密度,边界欠清,眼球轻度受压移位。手术病理为泪腺良
性混合瘤,有恶变倾向

(2)泪腺非上皮性肿瘤:形态不规则,一般呈长扁平形,肿块常包绕眼球
生长。

4.特别提示

CT 能较好地显示肿块的形态、边缘和眶骨改变,定性诊断优于 MRI。但
MRI 在显示泪腺肿瘤是否累及额叶脑膜或脑实质方面具有优势。

(五)海绵状血管瘤

1.病理和临床概述

海绵状血管瘤是成年人最常见的原发于眶内的肿瘤,占眶内肿瘤的 $4.6\%\sim$
14.5%,发病年龄平均 38 岁,女性占 $52\%\sim70\%$,多单侧发病。本病为良性,进
展缓慢。临床表现缺乏特征性。最常见的为轴性眼球突出,呈渐进性,晚期引起
眼球运动障碍。

2.诊断要点

CT 检查肿瘤呈圆形、椭圆形或梨形,边界光整,密度均匀,CT 值平均
55 HU。肿瘤不侵及眶尖脂肪。增强扫描有特征的"渐进性强化",即肿瘤内首
先出现小点状强化,逐渐扩大,随时间延长形成均匀的显著强化。强化出现时间
快,持续时间长也是本病的强化特点,因此,增强扫描对本病诊断有重要临床意
义(图 3-9)。

3.鉴别诊断

(1)神经鞘瘤:典型的神经鞘瘤密度较低且不均匀,增强后呈轻、中度快速强
化。眶尖神经鞘瘤可形成眶颅沟通性肿瘤。MRI 检查更有利于显示神经鞘瘤
的病理特征。

(2)海绵状淋巴管瘤:肿瘤内密度不均匀,可并发出血,有时难以鉴别。

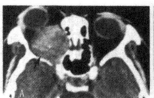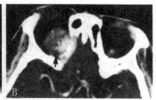

图 3-9　球后海绵状血管瘤

患者女性,43 岁,右眼突出半年就诊,CT 检查见右眼球后方视神经与内直肌间肿块,密度稍高,均匀,筛骨板受压变形(A),增强扫描动脉期有明显片状强化,静脉期呈明显均匀强化(B)

此外有眼外肌、视神经、眼球受压移位,眶腔扩大等征象。

4.特别提示

MRI 显示肿瘤信号。显示"渐进性强化"征象、定位和定性诊断优于 CT。

(六)脉络膜黑色素瘤

1.病理和临床概述

脉络膜黑色素瘤是成年人中最常见的原发性恶性肿瘤,主要发生于 40～50 岁。多起自先天性黑痣,好发于脉络膜后 1/3 部位,肿瘤形成典型的蘑菇状肿物,伴有新生血管,可引起出血和渗血。常向玻璃体内扩展。肿瘤易侵犯血管,较早发生转移。临床表现与肿瘤位置和体积相关。

2.诊断要点

CT 表现为眼环局限性增厚,肿瘤蘑菇状或半球形,同玻璃体相比为高密度,向球内或球外突出,增强扫描明显强化(图 3-10)。

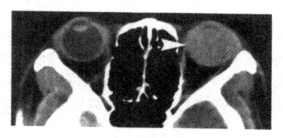

图 3-10　脉络膜黑色素瘤

男性,57 岁,因视物变形 3 个月,加重 2 天来院就诊。CT 平扫可见左眼球内等密度球形肿块,密度均匀,边界清楚。手术病理为脉络膜黑色素瘤

如肿块内有坏死或囊性变,则强化不均。典型脉络膜黑色素瘤表现为蘑菇状,基底宽,颈细。不典型可呈半球形或平盘状。

3.鉴别诊断

(1)脉络膜血管瘤:一般呈圆形,T_1WI同脑实质呈低信号或等信号,T_2WI与玻璃体相比呈等或略高信号,强化不明显。

(2)脉络膜转移瘤:主要根据检眼镜表现和有无原发肿瘤鉴别。

(3)脉络膜剥离出血:通过增强鉴别,无强化。

4.特别提示

由于黑色素瘤含有顺磁性物质,MRI 表现为短 T_1 短 T_2 信号,表现较具有特征性,可以首先选择 MRI 检查。增强扫描有助于清楚显示较小肿瘤,鉴别肿瘤与血肿、视网膜剥离,鉴别恶性黑色素瘤与黑色素细胞瘤。脂肪抑制技术与增强扫描联合运用可更好地显示较小肿瘤。

(七)转移性肿瘤

1.病理和临床概述

转移性肿瘤发生于眼眶、眼球、球后组织和视神经鞘,当侵犯软组织时可位于肌锥内或肌锥外。成人的转移一般多来自肺癌、乳腺癌、胃癌等,主要表现为眼球突出,疼痛,眼球运动障碍,视力减退等;儿童则多为肾脏恶性肿瘤或其他肉瘤类,如肾母细胞瘤、神经母细胞瘤、尤因肉瘤等,常转移至眼眶,表现为迅速发生的进行性眼球突出,伴有眼睑皮肤淤血。

2.诊断要点

转移瘤可发生在眶骨、肌锥内外、眼外肌,也可为弥漫性;CT 通常表现为单发或多灶性不规则肿块,呈浸润性,与眼外肌等密度,增强后有不同程度强化(图 3-11);大多数有肿块效应,可引起突眼;大部分患者有眶骨破坏,为溶骨性改变,少数发生成骨性转移。

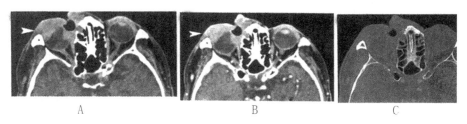

图 3-11 转移瘤

67 岁男性患者,发现右眼视物不清伴肿块半年,3 年前有结肠癌手术史。CT 平扫可见右眼前部分、内直肌及鼻根部肿块影(A),增强扫描肿块有明显强化(B);鼻根部骨质有破坏吸收征象(C)

3.鉴别诊断

(1)眶内炎症性病变:应与眶骨骨髓炎鉴别,主要根据临床表现,鉴别困难者行活检。

(2)淋巴瘤:常发生于眼睑、结膜、泪腺,并沿肌锥外间隙向后延伸,肿块后缘锐利,常包绕眼球生长,转移瘤大多为多灶性,伴有眶骨改变,多有原发病史。

4.特别提示

CT 和 MRI 均能清楚显示肿瘤,CT 对显示眶骨骨质破坏有优势;MRI 对侵犯眶骨的软组织肿块和颅内结构肿瘤侵犯显示较好。

第二节　鼻窦常见疾病

一、鼻窦炎

(一)病理和临床概述

鼻窦炎按病因分有化脓性、过敏性和特源性炎症,炎症可发生于单个窦腔,亦可多个。慢性期黏膜可以肥厚或萎缩,表现为息肉样肥厚、息肉、黏膜下囊肿等。化脓性炎症慢性期骨壁增厚、硬化。

(二)诊断要点

CT 表现为黏膜增厚和窦腔密度增高,长期慢性炎症可导致窦壁骨质增生肥厚和窦腔容积减小(图 3-12)。窦腔软组织影内见不规则钙化提示并发真菌感染。窦腔扩大,窦腔呈低密度影,增强后周边强化,窦壁膨胀性改变提示鼻窦黏液囊肿。

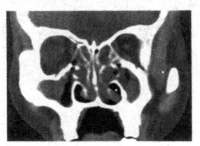

图 3-12　鼻窦炎

鼻窦炎,双侧上颌窦、筛窦黏膜不规则增厚

（三）鉴别诊断

（1）鼻窦内良性肿瘤：鼻窦内肿块密度较高，增强扫描轻中度强化；而鼻窦炎症积液不会发生强化。

（2）毛霉、曲霉等真菌感染时，窦腔内密度较高，可见钙化，部分引起骨质破坏，须与恶性病变鉴别。

（四）特别提示

鼻窦炎临床无明显症状而影像学检查可有阳性表现，X线片发现率约20％，CT对鼻窦炎的分型及分期具有重要意义。MRI检查 T_2WI 窦腔常为较高信号，增强后只有黏膜呈环形强化。

二、黏液囊肿

（一）病理和临床概述

鼻窦黏液囊肿是鼻窦自然开口受阻，窦腔内黏液潴留，长时间后形成的囊肿。黏液囊肿多见于额窦、筛窦，蝶窦较少见。较大的囊肿可产生面部畸形或压迫症状，如头痛、眼球突出及移位等，囊肿继发感染则有红肿热痛等症状。

（二）诊断要点

CT表现为窦腔内均质密度增高影，CT值20～30 HU，窦腔膨大，窦壁变薄。增强扫描囊壁可有线样强化。若经常继发感染，则出现窦壁骨质毛糙、增生（图3-13）。

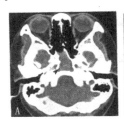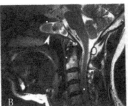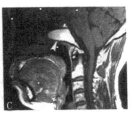

图 3-13 蝶窦黏液囊肿

A.CT横断位平扫显示右侧蝶窦密度明显增高，边缘骨质压迫吸收（箭头）；B、C. MRI矢状位 T_2、T_1WI 扫描，可见蝶窦内蛋白含量较高的囊液，T_2WI 图呈等低信号，T_1WI 图呈均匀高信号

（三）鉴别诊断

（1）鼻窦炎症：主要表现为黏膜肥厚和积液，而囊肿主要为局限性有张力的肿块，边界光整规则。

（2）良性肿瘤：根据有无强化鉴别。

（四）特别提示

X线照片观察以瓦氏位最佳，表现为窦腔内半球形软组织低密度影，可见弧形边缘。

三、黏膜下囊肿

（一）病理和临床概述

黏膜下囊肿是鼻窦黏膜内腺体在炎症或变态反应后，腺体导管开口阻塞，黏液潴留，腺体扩大所致，或黏膜息肉囊性变，此类囊肿均位于黏膜下。上颌窦好发，额窦、蝶窦次之。

（二）诊断要点

CT扫描见鼻窦内类圆形偏低密度影，边缘光滑，基底常位于上颌窦底壁、内壁或外侧壁。增强扫描无强化（图3-14）。

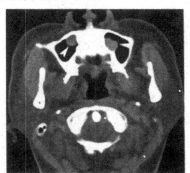

图3-14　上颌窦黏膜下囊肿
上颌窦见小囊状高密度灶，边缘较光整

（三）鉴别诊断

鼻窦炎症，良性肿瘤。

（四）特别提示

X线照片表现各异，基本表现为窦腔密度降低和窦腔膨大，窦壁受压改变。MRI扫描因黏液囊肿信号差异较大，应用不多。

四、鼻和鼻窦良性肿瘤

（一）病理和临床概述

最多见的是乳头状瘤。男性多见，多发生于40～50岁，主要临床表现有鼻塞、流涕、鼻出血、失嗅、溢泪等。常复发,2％～3％恶变。

(二)诊断要点

CT 表现为鼻腔或筛窦软组织肿块,较小时呈乳头状,密度均匀,轻度强化。阻塞窦口引起继发性鼻窦炎改变,增强检查有助于区别肿瘤与继发炎性改变,肿瘤有强化。可侵入眼眶或前颅窝(图 3-15)。

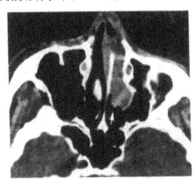

图 3-15 左侧鼻腔乳头状瘤

患者男性,45 岁,反复鼻塞、出血半年,CT 显示左侧鼻腔内密度不均匀软组织影,左侧上颌窦壁有受压变形,手术病理为乳头状瘤

肿瘤迅速增大,骨质破坏明显应考虑有恶变可能。

(三)鉴别诊断

(1)慢性鼻窦炎、鼻息肉:一般骨质破坏不明显。

(2)血管瘤:可有明显强化。

(3)黏液囊肿:窦腔膨胀性扩大。

(4)恶性肿瘤有骨质明显破坏。定性诊断需要病理学检查。

(四)特别提示

鼻和鼻窦良性肿瘤少见,但组织学种类众多,准确鉴别比较困难,主要依靠病理检查。首先选择 CT 检查,对于手术后或放疗后纤维瘢痕与复发鉴别困难者,可辅以 MRI 检查。

五、鼻窦恶性肿瘤

(一)病理和临床概述

鼻窦恶性肿瘤包括上皮性恶性肿瘤(鳞癌、腺癌和未分化癌等)和非上皮性恶性肿瘤(嗅神经母细胞瘤、横纹肌肉瘤、淋巴瘤和软骨肉瘤等),鳞癌最常见。

鼻窦恶性肿瘤较罕见,以上颌窦癌最常见。上颌窦癌大多数为鳞状上皮癌。早期肿瘤局限于窦腔内时,无窦壁骨质破坏,难以明确诊断,需组织学诊断定性。临床常表现为血性鼻涕、鼻塞、牙齿疼痛及松动、面部隆起及麻木、眼球运动障碍、张口困难等。

(二)诊断要点

CT 表现为鼻腔和(或)鼻窦内软组织肿块,一般密度均匀。肿块较大时可有液化坏死,部分病例还可见钙化,如腺样囊性癌、软骨肉瘤、恶性脊索瘤等。肿物呈侵袭性生长,恶性上皮性肿瘤随肿瘤的发展直接侵及邻近结构,如眼眶、翼腭窝、颞下窝、面部软组织甚至颅内等。绝大多数有明显的虫蚀状骨质破坏,中度或明显强化。

上颌窦癌向前侵犯时,前壁骨质破坏伴有皮下软组织增厚或肿块隆起;后壁破坏时可累及翼腭窝、颞下窝及翼内外板,翼腭窝见软组织肿块;向上侵犯时,肿瘤破坏眼眶底壁伴有肿块,下直肌和下斜肌可受累;向内上方侵犯时,可破坏筛窦,在鼻腔内形成肿块(图 3-16)。

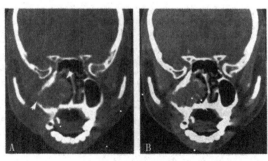

图 3-16　上颌窦癌

右侧上颌窦内见软组织肿块(B 图箭头所指),内、外侧窦质破坏(A 图箭头所指)

(三)鉴别诊断

(1)炎症:早期肿瘤局限于窦腔内时,无窦壁骨质破坏,与炎症难以鉴别,明确诊断须组织学诊断定性。

(2)转移瘤:有原发病史,骨质破坏一般范围较广泛。

(四)特别提示

不同部位恶性肿瘤的 CT 表现及诊断各具特点。CT 对定位诊断和定量诊断具有重要作用,对肿瘤侵犯的部位、范围、颈部淋巴结转移情况及放疗或手术后复查同样具有重要意义。

第三节 耳部常见疾病

一、耳部外伤

(一)病理和临床概述

耳部外伤中的颞骨外伤包括颞骨骨折和听小骨脱位。其中乳突部骨折为最多见,多因直接外伤所致,分为纵行骨折、横行骨折、粉碎性骨折。听小骨外伤表现为传导性耳聋。面神经管外伤则于外伤后出现延迟性面神经麻痹。

(二)诊断要点

颞骨外伤引起的骨折,须在 12 mm 薄层扫描观察,骨折可形成气颅,还可以显示乳突内积液或气液平。岩部骨折分为纵行(图 3-17)(平行于岩骨长轴,占80％)、横行(垂直于岩骨长轴,占 10％～20％)及粉碎性骨折。骨折好发于上鼓室外侧,常累及上鼓室及面神经前膝。迷路骨折多为横行骨折,但累及岩部的纵行骨折亦可累及迷路,均致感音神经性聋。少见迷路出血机化,表现为膜迷路密度增高。

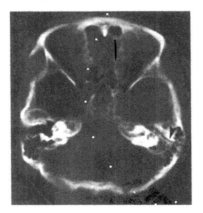

图 3-17 左侧乳突骨折

左侧乳突见斜行骨折线,乳突气房密度增高

听小骨外伤高分辨率 CT 显示听小骨骨折或脱位,因结构细小容易漏诊,三维螺旋 CT 对显示听小骨有独特的优越性,锤砧关节脱位或砧镫关节脱位常见。

（三）鉴别诊断

正常耳部，有明确外伤史及乳突积液等情况。

（四）特别提示

临床怀疑颞骨骨折时首选高分辨率CT，必要时应加扫冠状位；面神经管损伤者，MRI显示较好。

二、耳部炎性病变

（一）中耳乳突炎

1. 病理和临床概述

中耳乳突炎多见于儿童，为最常见的耳部感染性病变。急性渗出性者鼓膜充血、膨隆，慢性者鼓膜内陷或穿孔。临床常表现为听力减退、耳鸣耳痛、耳瘘等症状。

2. 诊断要点

CT表现为中耳腔内水样密度增高影，黏膜增厚。部分病例转为慢性，中耳内肉芽组织形成，表现为中耳软组织样密度增高，鼓室、鼓窦开口扩大，乳突密度增高、硬化，听小骨破坏、消失（图3-18）。

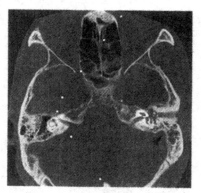

图3-18 左侧中耳乳突炎

左侧中耳及乳突区密度增高，骨质未见破坏

3. 鉴别诊断

（1）胆脂瘤：边界清楚甚至硬化，而骨疡型乳突炎边缘模糊不整。

（2）耳部肿瘤：两者骨质破坏有时难以鉴别。

4. 特别提示

中耳炎检查可首选平片检查，怀疑骨疡型或颅内并发症者可选CT检查。

(二)胆脂瘤

1.病理和临床概述

胆脂瘤一般在慢性炎症基础上发生,上鼓室为好发部位,胆脂瘤的发展途径为上鼓室、鼓窦入口、鼓窦,随着角化碎片增多,肿块逐渐增大。由于膨胀压迫,慢性炎症活动导致骨质破坏,上述部位窦腔明显扩大。有长期流脓病史,鼓膜穿孔位于松弛部。

2.诊断要点

CT表现为上鼓室、鼓窦入口、鼓窦骨质受压破坏,腔道扩大,边缘光滑伴有骨质硬化,扩大的腔道内为软组织密度,增强扫描无强化。CT检查还可发现并发症:鼓室盖骨质破坏、乙状窦壁破坏、内耳破坏、乳突外板破坏(图3-19)。

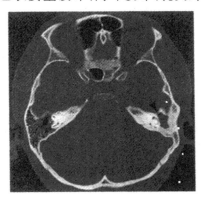

图 3-19　左侧胆脂瘤

上鼓室及乳突开口扩大,骨质破坏,边缘较光整

3.鉴别诊断

(1)慢性中耳炎:骨质破坏模糊不清,以此鉴别。

(2)中耳癌:中耳癌表现为鼓室内软组织肿块,周边骨壁破坏,增强CT见肿块向颅中窝或颅后窝侵犯。

(3)面神经瘤:MRI增强扫描明显强化,而胆脂瘤扫描无强化。

4.特别提示

CT除能确定诊断外,还能清晰显示鼓室盖及乙状窦情况,为手术提供良好帮助。

三、耳部肿瘤

(一)颞骨血管瘤

1.病理和临床概述

颞骨血管瘤包括血管瘤和血管畸形,可发生于外耳道、中耳、面神经管前膝、内耳道底,少见于面神经管后膝。临床表现为进行性面肌力弱、搏动性耳鸣及听力障碍等。

2.诊断要点

(1)鼓室、上鼓室软组织肿块。

(2)肿块内钙化或骨针。

(3)骨质蜂窝状或珊瑚状结构和骨质膨大。

(4)面神经管前膝破坏或迷路扩大。

(5)内耳道壁破坏。

(6)岩骨广泛破坏,骨质破坏边缘不整。

3.鉴别诊断

(1)面神经肿瘤:首发面瘫,面神经管区占位,局部管腔扩大,骨破坏。CT鉴别困难者,数字减影血管造影可帮助诊断。

(2)鼓室球瘤:CT增强明显强化,MRI特点为肿块内多数迂曲条状或点状血管流空影,数字减影血管造影检查可确诊。

4.特别提示

CT为首选,MRI可确定肿瘤范围,数字减影血管造影显示异常血管结构,有较大诊断价值。

(二)外中耳癌

1.病理和临床概述

外中耳癌少见,多见于中老年人,病理为鳞癌,常有慢性耳部感染或外耳道炎病史。少数为基底细胞癌及腺癌。临床表现早期为耳聋、耳道分泌物(或水样或带血或有臭味),多耳痛难忍,晚期常有面瘫。

2.诊断要点

CT示外耳道、鼓室内充满软组织肿块。外耳道骨壁侵蚀破坏边缘不整。肿块可累及外耳道骨壁、上鼓室、耳蜗、面神经管、颈静脉窝及岩骨尖,增强见肿块向颅中窝、颅后窝侵入破坏(图3-20)。

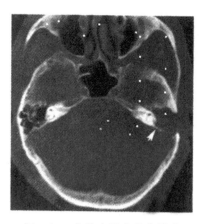

图 3-20 左外中耳中分化鳞癌

患者男性,78 岁,左耳部肿块 1 年余,CT 平扫可见外耳道、鼓室
内充满软组织肿块,外耳道、鼓室骨壁侵蚀破坏边缘不整。术
后病理为外中耳中分化鳞癌

3.鉴别诊断

(1)恶性外耳道炎:鉴别困难,需活检。

(2)颞骨横纹肌肉瘤:多见于儿童,表现为颞骨广泛破坏,并有软组织肿块,
增强有高度强化。

4.特别提示

CT 增强扫描是目前常用检查方法。MRI 显示肿瘤范围更佳,T_1 加权呈中
等稍低信号,T_2 加权呈稍高信号,增强有强化。最后确诊需病理活检。

四、耳部先天性畸形

(一)病理和临床概述

外耳和中耳起源于第一、二鳃弓和鳃沟,以及第一咽囊,内耳由外胚层的听
泡发育而来。这些结构的发育异常常可导致畸形单独发生或同时存在。外耳、
中耳畸形临床上较多见。

(二)诊断要点

外耳道闭锁表现为骨性外耳道狭窄或缺如(图 3-21);中耳畸形可见鼓室狭
小、听小骨排列紊乱或缺如;内耳畸形显示前庭、半规管和耳蜗结构发育不全或
完全不发育,呈单纯的圆形膜性腔影或致密骨。

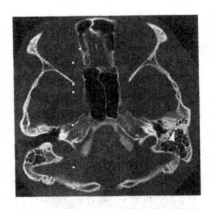

图 3-21　外耳道先天性骨性闭锁畸形

CT 高分辨率扫描可见左侧骨性外耳道缺如,但耳蜗、听小骨存在

(三)鉴别诊断

一般无须鉴别。

(四)特别提示

CT 为确定骨性畸形的首选,MRI 容易观察迷路,很好诊断内耳畸形。

第四节　口腔颌面部疾病

一、造釉细胞瘤

(一)病理和临床概述

造釉细胞瘤是颌面部常见肿瘤,来源于牙板和造釉器的残余上皮,以及牙周组织的残余上皮。多见于20～40岁的青壮年,男女无差异,多发生于下颌骨。生长缓慢,初期无症状,后期颌骨膨大,面部畸形,牙齿松动、脱落。可产生吞咽、咀嚼、语言、呼吸障碍,4.7%恶变。

(二)诊断要点

病变呈囊状低密度区,周围囊壁境界清晰,呈锐利高密度囊壁。可清晰观察肿瘤的位置、边缘、内部结构、密度及局部骨皮质情况(图 3-22)。

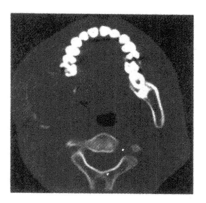

图 3-22 造釉细胞瘤

患者男性,18 岁,右侧下颌角肿胀半年,CT 检查显示右侧下颌角区膨胀性
病变,内囊状低密度区,周围囊壁境界清晰,呈锐利高密度骨质影

(三)鉴别诊断

本病与牙源性囊肿和骨巨细胞瘤相鉴别。前者呈圆形低密度影,边缘光滑
锐利,囊壁硬化完整,囊内可见牙齿。后者呈分隔状,瘤壁无硬化。

(四)特别提示

临床常以 X 线检查为主,分为 4 型:多房型占 59%,蜂窝型占 22%,单房型
占 14%,恶变约占 5%。表现为单囊状、砂粒状、蜂窝状或多囊状低密度影,内见
厚度不一的骨隔,囊壁边缘硬化,囊内有时见到牙齿,局部骨皮质受压变形、膨
隆、变薄。MRI 检查有一定的价值。

二、口腔癌

(一)病理和临床概述

口腔癌是颌面部常见肿瘤,其中以舌癌最为常见。临床表现为舌痛,肿瘤表
面溃疡。病变发展引起舌运动受限,涎液多,进食、言语困难。

(二)诊断要点

肿瘤呈低密度,境界不清,侵犯舌根时局部不规则膨突,不均匀强化,常见颈
部淋巴结肿大(图 3-23)。

(三)鉴别诊断

需要与炎性包块相鉴别。

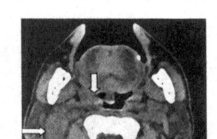

图 3-23　右侧口腔癌

患者男性,78 岁,舌右侧放射性痛半年,CT 检查显示右侧
口咽部肿块(下箭头),右侧颈部淋巴结肿大(横箭头)

(四)特别提示

MRI 检查:T_1WI 呈均匀或不均匀低信号,境界不清,T_2WI 呈明显高信号。Gd-DTPA 增强肿瘤呈不均匀强化。同时伴颈淋巴结肿大。

三、腮腺肿瘤

(一)病理和临床概述

腮腺肿瘤 90% 来自腺上皮,良性者以混合瘤多见,多位于腮腺浅部;恶性者以黏液表皮样癌多见。良性病史长,可达 30 余年,无痛性包块,肿块质软,边界清楚。恶性病史短,侵犯神经引起疼痛和面神经麻痹,侵犯咀嚼肌群发生开口困难。

(二)诊断要点

良性肿瘤呈圆形或分叶状边界清楚的等密度或稍高密度影,轻至中等强化。恶性肿瘤呈境界不清稍高密度影,其内密度不均匀,呈不均匀强化,以及下颌骨骨质破坏,常合并颈部淋巴结肿大(图 3-24)。

(三)鉴别诊断

本病应与下颌骨升支肿瘤、咽旁间隙肿瘤、淋巴瘤、淋巴结核、腮腺转移瘤等相鉴别。

(四)特别提示

腮腺造影具有重大诊断价值:良性者导管纤细、变直、撑开、聚拢、消失、移位。恶性者导管受压移位、破坏、缺损、中断及对比剂外溢。MRI 检查作为补充：良性边界清，呈圆形或分叶状；恶性呈不规则状，伴淋巴结肿大。良性肿瘤强化较均匀者居多，恶性肿瘤不均匀强化者居多，转移淋巴结呈均匀或环状强化。

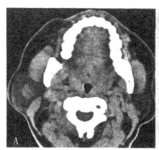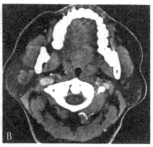

图 3-24　右侧腮腺混合瘤恶变

患者男性，45 岁，发现右侧腮腺区结节 3 年，近来感觉有增大，CT 检查示右侧腮腺内稍高密度结节影，增强扫描有中度强化，有小片状低密度影

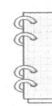

第四章　颅脑疾病的MR影像

第一节　囊肿及脑脊液循环异常

一、蛛网膜囊肿

(一)临床表现与病理特征

颅内蛛网膜囊肿是指脑脊液样无色清亮液体被包裹在蛛网膜所构成的袋状结构内形成的囊肿,分为先天性囊肿和继发性囊肿。颅内蛛网膜囊肿可发生于各个年龄段,以儿童及青少年多见。患者可终身无症状,常因头部外伤、体检或其他原因行头颅影像学检查而发现。常见症状为颅内压增高、脑积水、局灶性神经功能缺失、头围增大或颅骨不对称畸形等。

(二)MRI表现

MRI检查时,T_1WI示低信号,T_2WI示高信号,与脑脊液信号相同(图4-1),呈边界清楚的占位病灶,增强时无强化,周围脑组织无水肿,部分脑组织受压移位。与CT相比,MRI为三维图像,且无颅骨伪像干扰。对中线部位、颅后窝及跨越两个颅窝的病变,以及了解病变与脑实质、脑池的关系,MRI检查可以获得CT检查不能得到的信息(图4-2)。

(三)鉴别诊断

本病诊断主要靠CT或MRI,应与脂肪瘤、皮样或表皮样囊肿相鉴别。它们的CT值均为负值可资区别;囊性胶质瘤囊壁边有瘤结节则易于区别;血管网织细胞瘤通常为"大囊小结节",且结节于囊壁边为其特征。

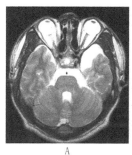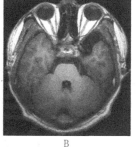

图 4-1　蛛网膜囊肿

A、B.轴面 T_2WI 及 T_1WI 显示左侧颞极长圆形长 T_1、长 T_2 脑脊液信号,边界清楚,相邻颞叶受推移

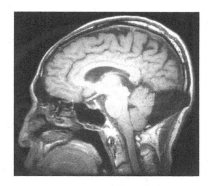

图 4-2　枕大池蛛网膜囊肿

矢状面 T_1WI 显示枕大池内团状脑脊液信号影,膨胀性生长,相邻小脑及颅后窝骨板受压

二、表皮样囊肿

(一)临床表现与病理特征

表皮样囊肿来自外胚层,又称胆脂瘤或珍珠瘤,是胚胎发育过程中外胚层残余组织异位所致。囊壁为正常表皮,内含角质物,有时含胆固醇结晶。占颅内肿瘤的 $0.2\%\sim1.8\%$。多发生于脑桥小脑三角、岩斜区,手术全切除较为困难。

临床症状与病变部位有关。①脑桥小脑三角型:最常见,早期三叉神经痛,晚期出现脑桥小脑三角征,脑神经功能障碍,如面部疼痛,感觉减退、麻木,共济失调;②岩斜区型:常为三叉神经痛及三叉神经分布区感觉运动障碍,由于肿瘤生长缓慢、病情长,且呈囊性沿间隙生长,以致肿瘤大而临床表现轻;③脑实质内型:大脑半球常有癫痫发作及颅内压增高,颅后窝者多出现共济失调及后组脑神经麻痹。

(二)MRI 表现

肿瘤多发生于额、颞叶邻近颅底区表浅部位,如脑桥小脑三角、鞍上池、岩斜区,形态不规则,边缘不光整。肿瘤沿蛛网膜下腔匍行生长,呈"见缝就钻"特性。由于表皮样囊肿内的胆固醇和脂肪大多不成熟,且含量较少,所以决定表皮样囊肿 MR 信号的主要因素是上皮组织。表皮样囊肿在 T_1WI 呈低信号,T_2WI 高信号,信号明显高于脑组织和脑脊液,包膜在 T_1 和 T_2 相均呈高信号。增强扫描时,病灶无强化(图 4-3),或其边缘及局部仅有轻、中度强化。

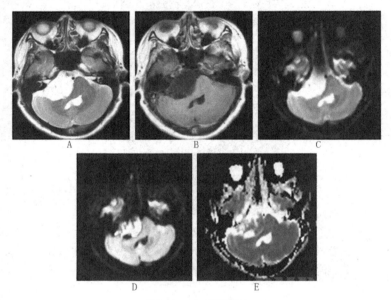

图 4-3　表皮样囊肿

A、B.轴面 T_2WI 及 T_1WI 增强像显示右侧脑脑桥小脑三角区囊性异常信号,信号欠均匀,病灶未见明显强化;C.轴面 DWI(b=0),病灶呈稍高信号;D.轴面 DWI(b=1 000);E.轴面 ADC 图,可见病灶信号不均匀,弥散降低

(三)鉴别诊断

1.低级星形细胞瘤

虽然病灶边界清晰、无水肿、无强化,可囊性变及钙化,但病变常位于白质内,病灶以稍长 T_1、稍长 T_2 信号为主,形态多规则等征象与本病不同。

2.间变型星形细胞瘤与多形性胶质母细胞瘤

以不均匀长 T_1、长 T_2 信号及囊性变、坏死、出血为特征,与本病类似,但其

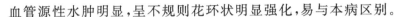

血管源性水肿明显,呈不规则花环状明显强化,易与本病区别。

3.恶性多形性黄色星形细胞瘤

常位于颞叶表浅部位,囊实性肿块有出血及坏死,信号不均,瘤内可含有脂肪信号与本病类似,但水肿及强化明显,脑膜常受累等征象有助于两者鉴别。

4.同心圆性硬化

表皮样囊肿偶有同心圆形等 T_1、略长 T_2 信号,但同心圆性硬化多发生于脑白质,脑白质内及脑干白质内常伴有小圆形长 T_1、长 T_2 信号病灶,类似多发性硬化斑等特点,有助于诊断与鉴别诊断。

三、皮样囊肿

(一)临床表现与病理特征

颅内皮样囊肿是罕见的先天性肿瘤,起源于妊娠 3～5 周外胚层表面,与神经管分离不完全而包埋入神经管内,胎儿出生后形成颅内胚胎肿瘤,占颅内肿瘤的 0.2%。常发生在中线部位硬脑膜外、硬脑膜下或脑内,位于颅后窝者占 2/3,以小脑蚓部、第四脑室及小脑半球为多。常见于 30 岁年龄组,无性别差异。

临床表现与其占位效应和自发破裂有关。皮样囊肿的胆固醇粒子进入蛛网膜下腔可引起脑膜刺激症状。癫痫和头痛最常见。囊壁破裂后可引起化学性脑膜炎、血管痉挛、脑梗死等。少数囊壁通过缺损的颅骨与皮肤窦相通,感染后可引起脑脓肿。

(二)MRI 表现

囊肿呈囊状,边界清楚,信号强度较低。但由于其内含有毛发等不同成分,信号不均匀,以 T_2WI 为著。注射 Gd-DTPA 后囊肿无强化(图 4-4),部分囊壁轻度强化。皮样囊肿破裂后,病灶与周围组织分界欠清,蛛网膜下腔或脑室内出现脂肪信号。脂肪抑制像可见高信号消失(图 4-5)。在脑桥小脑三角区短 T_1、短 T_2 信号病变的鉴别诊断中,应考虑皮样囊肿。

四、松果体囊肿

(一)临床表现与病理特征

松果体囊肿是一种非肿瘤性囊肿,是一种正常变异。囊肿起源尚不清楚,大小一般为 5～15 mm。囊肿壁组织学分 3 层:外层为纤维层,中层为松果体实质,内层为胶质组织,无室管膜细胞。患者大多无症状。但由于囊肿上皮具有分泌功能,可随时间延长而使囊肿逐渐增大,产生占位效应,出现临床症状,称为症状性松果体囊肿。症状包括:①阵发性头痛,伴有凝视障碍;②慢性头痛,伴有凝视障碍、眼底水肿及脑积水;③急性脑积水症状。

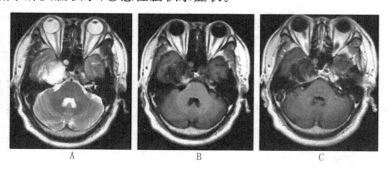

图 4-4　皮样囊肿

A、B.轴面 T_2WI 及 T_1WI 显示右侧颞叶内侧片状混杂信号,内见斑片状短 T_1 信号,边界清楚;C.轴面增强 T_1WI 显示病灶无强化

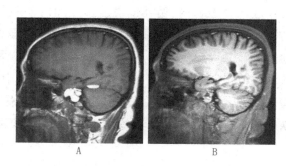

图 4-5　皮样囊肿

A.矢状面 T_1WI 显示岩骨尖及小脑幕团状及片状短 T_1 信号;B.矢状面 T_1WI 脂肪抑制像显示异常短 T_1 信号被抑制,提示脂性病灶

(二)MRI 表现

MRI 表现为松果体区囊性病变,呈椭圆形或圆形,边缘光滑、规整。囊壁薄、均匀完整,于各扫描序列同脑皮质等信号。增强扫描部分囊壁环状强化,部分不强化。强化机制:由囊壁中残余的松果体实质碎片引起,或是囊肿邻近血管结构的强化所致。囊内容物同脑脊液信号相似(图 4-6)。

(三)鉴别诊断

主要有蛛网膜囊肿、松果体瘤囊性变、第三脑室后表皮样囊肿、皮样囊肿及单发囊虫病。

(1)蛛网膜囊肿:其信号特征与松果体囊肿相似,但前者无壁,且 T_2 FLAIR

序列呈低信号,与后者不同。

(2)松果体瘤液化囊性变:其囊壁厚且不规则,有壁结节,增强扫描时囊壁及壁结节明显强化,与松果体囊肿壁的强化不同。

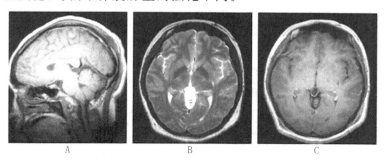

图4-6 松果体囊肿

A、B.矢状面 T_1WI 及轴面 T_2WI 显示松果体区小圆形囊性信号,

边界清楚;C.轴面增强 T_1WI 显示囊性病灶后缘略显强化

(3)第三脑室后表皮样囊肿和皮样囊肿:其信号特征与松果体囊肿不同,特别在 T_2 FLAIR 和 DWI 序列。

(4)单发囊虫病:有临床感染史,MRI 可显示囊壁内头节,结合实验室检查鉴别不难。

第二节 感染与肉芽肿性病变

颅内感染性疾患包括由细菌、病毒、真菌及寄生虫等引起的脑及脑膜病变。这些病变可以是化脓性或非化脓性、肉芽肿性或非肉芽肿性、囊性或实性、破坏性或增生性、传染性或非传染性。有些疾患与个人生活史、饮食习惯及所在地域关系密切,或与身体的免疫功能状态相关,可谓种类繁多。MRI 表现复杂。一些疾病的影像所见缺乏特征,使得定性诊断困难。

一、硬膜外脓肿

(一)临床表现与病理特征

硬膜外脓肿为颅骨内板与硬脑膜之间脓液的聚集。多由额窦炎、乳突炎及头颅手术所致,很少由颅内感染引起。临床表现为剧烈头痛、感染部位疼痛及压痛,伴有发热、局部软组织肿胀。如果出现进行性加重的神志改变、脑膜刺激征、抽搐及神经功能障碍,则提示感染不仅限于硬膜外腔而且已累及脑。如不及时清除积脓,预后不佳。由于肿瘤开颅手术而合并硬膜外脓肿者,通常较隐匿,有时被误诊为肿瘤复发。

(二)MRI 表现

脓肿在非增强 T_1WI 信号强度略高于脑脊液,略低于脑组织。在 T_2WI 呈高信号。脓肿位于骨板下,呈梭形,较局限。脓肿内缘在 T_1WI 及 T_2WI 均为低信号带,为内移的硬膜。注射对比剂后可见脓肿包膜强化(图 4-7)。脓肿相邻皮质可见充血、水肿或静脉血栓形成。

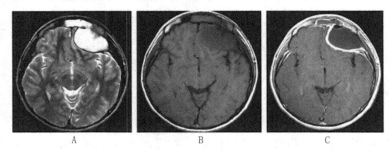

图 4-7　硬膜外脓肿

A、B.轴面 T_2WI 及 T_1WI 显示左额骨板下豆状硬膜外脓肿,脓肿内缘
可见低信号硬膜内移;C.轴面增强 T_1WI 显示脓肿包膜强化

(三)鉴别诊断

主要应注意区分非感染性脑外病变及硬膜下感染。MRI 对 CT 显示困难的硬膜外脓肿,以及早期诊断与鉴别诊断有帮助。

二、硬膜下脓肿

(一)临床表现与病理特征

脓肿位于硬脑膜下,蛛网膜外。多呈薄层状,广泛扩散并常因粘连而形成复发性脓腔。感染来源于颅骨的骨髓炎(鼻窦炎及中耳炎的并发症)、外伤或手术污染,血行性感染较少见。临床表现包括头痛、呕吐、发热、痉挛发作及意识障碍,高颅压及局灶定位体征。脑脊液内蛋白及白细胞计数可增高,周围血象白细胞计数增高。

(二)MRI 表现

硬膜下脓肿多位于大脑半球表面,多为新月形,偶尔呈梭形,常向脑裂延伸。

脓肿信号强度类似硬膜外脓肿,但其内缘无低信号带。脓肿相邻皮质可见水肿信号(图4-8)。

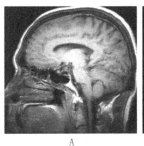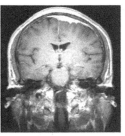

A   B

图4-8 硬膜下脓肿

A.矢状面 T_1WI 显示左额梭形硬膜下脓肿,相邻脑组织可见

低信号水肿;B.冠状面增强 T_1WI 显示病灶强化

三、脑脓肿

(一)临床表现与病理特征

脑脓肿是由于病原微生物入侵而在脑实质内形成的脓肿。感染途径包括:①邻近感染灶直接扩散,如耳源性脑脓肿、鼻源性脑脓肿;②开放性颅脑外伤,即损伤性脑脓肿;③血行播散。

原发灶不明者称隐源性脑脓肿。病理改变一般分为3期:初期为急性脑炎期;中期为脓腔形成期;末期为包膜形成期。在急性脑炎阶段,局部有炎性细胞浸润,由于该部位小血管的脓毒性静脉炎,或动脉被感染性栓子阻塞,使局部脑组织软化、坏死,继而出现多个小液化区,附近脑组织有水肿。在中期,局限性液化区扩大,相互沟通汇合成脓腔,开始含有少量脓液,周围为一薄层不明显且不规则的炎性肉芽组织,邻近脑组织水肿及胶质细胞增生。在末期,脓腔外围的肉芽组织因血管周围结缔组织和神经胶质细胞增生,逐步形成脓肿包膜。但包膜形成快慢不一,取决于炎症的性质、发展的快慢和机体的反应程度。脑脓肿常为单个,也可多发,但散在于不同部位的多发性脑脓肿少见。脑脓肿常伴有局部的浆液性脑膜炎或蛛网膜炎,并可合并化脓性脑膜炎、硬膜下及硬膜外脓肿,特别是继发于邻近结构感染者。

临床表现包括疲劳、嗜睡、高热等急性感染症状,急性脑炎期明显;高颅压症状、视盘水肿、呕吐、头痛、痉挛发作及精神淡漠;局部占位征,额叶可有失语、精神症状、偏瘫及症状性癫痫发作,颞叶可有上视野缺损、感觉性失语及颞骨岩尖综合征。小脑脓肿可有眩晕、共济失调、眼震及脑膜刺激征。顶叶与枕叶脓肿较少。耳源性脓肿多位于颞叶及小脑,血源性脑脓肿的感染源以胸部为多。

(二)MRI 表现

可分为 4 期。在发病 4 天之内,即急性脑炎早期,MRI 显示病变区呈边界不清的长 T_1、长 T_2 信号,有占位效应,常见斑块状强化。脑炎晚期,一般为第 4～10 天,在 MRI 出现环形强化病灶。脓肿壁形成早期(第 10～14 天),MRI 可见病灶明显环状强化(图 4-9),薄壁完整,厚度均一;脓肿壁形成晚期,在发病 14 天以后,脓肿较小时,壁变厚,水肿及占位效应减轻,可呈结节状强化。强化由脓肿壁内层肉芽组织引起。产气菌感染所形成脓肿,脓腔内可见气体,形成液平面。

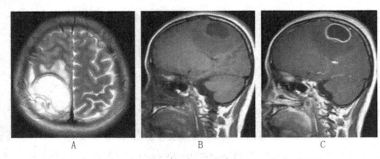

图 4-9　脑脓肿

A.轴面 T_2WI,右顶可见类圆形病灶,边界清楚,周边脑水肿明显;B、C.矢状面增强前、后 T_1WI,病灶明显环形强化,下壁欠光滑

(三)鉴别诊断

类似脑脓肿的 MRI 表现也可见于其他疾病。应注意与恶性胶质瘤、转移癌、术后肉芽组织形成、慢性颅内血肿,以及硬膜外、下脓肿相鉴别。

四、急性化脓性脑膜炎

(一)临床表现与病理特征

急性化脓性脑膜炎为化脓性细菌进入颅内引起的急性脑膜炎症。病理学方面,软脑膜血管充血,大量炎性渗出物沉积;蛛网膜下腔、脑室管膜与脉络膜中充满炎症细胞与脓性渗出物;小血管常有阻塞,伴发邻近皮质的脑炎与小梗死灶;晚期产生脑膜粘连、增厚并引起交通性或梗阻性脑积水;儿童可发生硬膜下积液或积脓。化脓性脑膜炎的颜色因所感染的细菌而异:葡萄球菌时为灰色或黄色;肺炎链球菌时为绿色;流感杆菌时为灰色;大肠埃希菌时为灰黄色兼有臭味;铜绿假单胞菌时为绿色。感染来源可为上呼吸道感染、头面部病灶、外伤污染、细菌性栓子及菌血症等。

临床多急性起病,发热、外周血白细胞计数增高等全身中毒症状明显。除婴幼儿和休克患者外,均有明显的脑膜刺激症状:颈项强直,头后仰,克尼格征与布鲁津斯基征阳性;可伴有不同程度的脑实质受损的病症,如精神、意识和运动等障碍;腰穿脑脊液压力增高,白细胞计数增高,多形核占优势;体液培养可找到病原菌。

(二)MRI表现

早期无异常。随病情发展,MRI显示基底池及脑沟结构不清,软膜、蛛网膜线性强化(图4-10)。本病可出现多种并发症:交通性脑积水由脑底池及广泛性蛛网膜粘连或脑室壁粘连影响脑脊液循环所致,MRI表现为脑室系统变形、扩大,侧脑室前角或脑室周围因脑脊液渗出而出现长T_1、长T_2信号;硬膜下积液或积脓MRI表现为颅骨内板下新月形病变,一侧或双侧,其包膜可强化;炎症波及室管膜或脉络丛时,增强检查可显示脑室壁环形强化;少数引发局限或广泛脑水肿,局部脑实质可强化,形成脑脓肿时出现相应MRI表现。此外,如果皮质静脉或硬膜窦形成栓塞,MRI也出现相应水肿表现,晚期则表现为脑软化及脑萎缩。

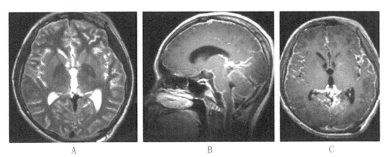

图4-10　化脓性脑膜炎

A.轴面T_2WI,脑沟裂池显示欠清;B、C.矢状面及轴面T_1WI增强扫描,可见软膜、蛛网膜线性强化

五、结核

(一)临床表现与病理特征

中枢神经系统结核感染多继发于身体其他部位结核。随着人类免疫缺陷病毒感染、吸毒者增多,以及某些地区卫生环境恶劣及营养不良,结核感染有增多趋势。临床表现:身体其他部位结核病灶或结核病史;发热、体重减轻,血沉增快及颅内压增高征;明显的脑膜刺激征;结核瘤发生部位的局灶体征。

中枢神经系统结核感染一般分为 3 种状况:①结核性脑膜炎;②脑膜炎后遗症;③脑结核瘤。病理改变包括脑脊髓膜混浊肥厚,以脑底为著。在脑表面,特别是大脑中动脉的分布区有很多散在的白色小结节,在脑实质与脑室内可有多发性小干酪样结核灶,蛛网膜下腔有大量黄色胶样渗出液,脑膜血管可呈全动脉炎改变,可有脑梗死。由于大量渗出物沉积,使部分蛛网膜下腔闭锁,蛛网膜粒发炎,使脑脊液吸收障碍,引起交通性脑积水。脑底部的炎症渗出物阻塞了中脑导水管或第四脑室的外侧孔或正中孔,脑脊液循环受阻,脑室压力不断增高,梗阻以上脑室扩张,可形成不全梗阻性脑积水。结核瘤常在脑的表浅部位,也可在脑的深部,脑膜局部粗糙粘连,为黄白色结节状,质地较硬,中心为干酪样坏死及钙化,周围明显脑水肿。

(二)MRI 表现

1.脑膜炎表现

非增强 MRI 显示脑基底池,最常见于鞍上池,其次是环池和侧裂池高信号病变;注射对比剂后脑基底池强化,呈现闭塞脑池的轮廓,凸面脑膜也可增强。

2.脑实质表现

粟粒性结核灶散布于大脑及小脑,非增强 MRI 为等信号,增强后明显强化。病灶周边可见水肿带。脑结核瘤表现:非增强 MRI 早期为等信号,可有水肿带;中期为信号略高的圆形病灶,仍伴有水肿带;后期结核瘤钙化,水肿带消失。T_1WI 增强扫描有两种类型表现,其一为小环状强化,中心为低信号;其二为结节状强化(图 4-11)。当形成肉芽肿时,多位于鞍上,T_1WI 和 T_2WI 均表现为等皮质信号。有时,MRI 呈大的环形强化或椭圆形多环形强化,与囊性或中心坏死的恶性胶质瘤难以区分。

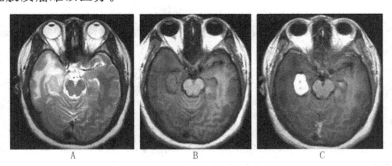

图 4-11　结核瘤

A、B.轴面 T_2WI 及 T_1WI 显示右颞内侧团状等 T_1、等 T_2 异常信号,
周边水肿明显;C.轴面 T_1WI 增强扫描显示病灶结节状强化

3.继发病变表现

结核灶周围可有大片水肿带,可有交通性或梗阻性脑积水。脑动脉炎可引起基底核、内囊、丘脑、脑干等部位脑梗死,最常见于大脑中动脉区,MRI表现为与供血动脉相符的长 T_1、长 T_2 异常信号,偶可见出血。

六、结节病

(一)临床表现与病理特征

进行性、多发性、多器官损害的小结节形成为其特征。小结节是非干酪性上皮样慢性肉芽肿。病因不明,有人认为与免疫功能低下有关。可侵及皮肤淋巴结、眼、腮腺、骨骼、各内脏器官及神经系统,神经系统受侵占 3%～5%。如仅有中枢神经系统受侵,称为孤立型中枢神经系统结节病。最常见的颅内表现是肉芽肿样脑膜炎。最常见病变部位为基底池,特别是第三脑室前区,脑的其他部位和脊髓也可受累,经血管周围间隙浸润脑实质。偶尔累及脑血管引起脑梗死。

临床表现多样。在脑神经受损中,以单侧或双侧面神经及视神经麻痹最多见,其他脑神经也可受累。垂体本身及垂体柄或下丘脑肉芽肿可引起激素分泌、电解质及神经精神异常。脑实质受累可出现高颅压症状、脑积水。20%以下患者出现癫痫。尽管脑神经麻痹及其他神经障碍恢复很慢,但与脑内结核相比,结节病相对呈良性过程。患者还可有全身症状及体征。

(二)MRI表现

脑膜炎可见弥漫性或局灶性脑膜增厚,增强 T_1WI 显示明显强化。但如果与骨结构关系紧密,有时诊断较困难。脑结节病肉芽肿表现为边界较清楚、质地较均匀的病灶,最大可达数厘米,常位于脑底部。在非增强扫描,病灶信号略高于脑实质;增强扫描可见孤立或多发的均匀一致强化伴周围水肿。脑室内结节病在 T_1WI 呈室周高信号病变,可导致脑脊液循环受阻、脑积水,其发生与脑膜受侵有关,多为交通性。可见漏斗增粗(图 4-12),脑神经(尤其视神经)强化。并发脑血管炎及继发脑梗死时,出现相应 MRI 表现。

七、单纯疱疹病毒脑炎

(一)临床表现与病理特征

从神经放射学角度,疱疹病毒感染中有两种类型特别重要。第 I 型:主要影响成人,不及时治疗将导致 70%留有后遗症,病理学特征为沿脑缘分布的广泛的出血性坏死。主要累及颞叶中下部及额叶眶部,脑实质深部如岛叶扣带回也可受累,但一般止于壳核侧缘,很少向前或后扩展。第Ⅱ型:主要影响新生儿,可造成严重的脑实质功能障碍,并常造成死亡。脑的损害范围更广而不限于脑缘部分,基底核、丘脑及颅后窝结构均可受累,最终造成广泛脑软化。Ⅱ型感染大多源于母体产道感染,部分是胎儿时期在母体子宫内感染。宫内感染疱疹病毒导致的先天性畸形与弓形虫病、风疹及巨细胞病毒感染的后遗症相似,故被人称为 TORCH 综合征。TORCH 英文原意是"火炬",此词由这些病原体英文名称首字母组成,H 代表单纯疱疹病毒脑炎。

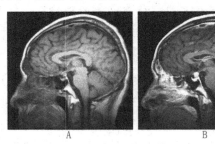

图 4-12　结节病

A.矢状面 T_1WI 显示漏斗增粗,可见等信号结节;B.矢状面 T_1
增强像显示病灶结节状强化

患者发病前有上呼吸道感染史,约 25% 有口唇单纯疱疹病史。临床表现有发热、头痛、呕吐、抽搐,精神症状、意识障碍,由嗜睡至昏迷,严重者常于发病后 2～3 天内急性期死亡。幸存者遗有癫痫、偏瘫、健忘与痴呆等后遗症。

(二)MRI 表现

对于Ⅰ型单纯疱疹病毒脑炎,MRI 可早于 CT 发现脑组织受累,而且显示的病变范围更广泛;表现为明显的双侧颞叶内侧及岛叶皮质长 T_1、长 T_2 异常信号。Ⅱ型单纯疱疹病毒脑炎,MRI 表现为病变早期灰质受侵犯。T_1WI 及 T_2WI 均显示灰白质对比消失。有报道,残存的皮质可见非出血性低信号(磁敏感效应)。增强扫描时,病变区可出现弥漫性不均匀强化或脑回状强化(图 4-13)。

(三)鉴别诊断

Ⅰ型单纯疱疹病毒脑炎应与脑脓肿、脑梗死、脑肿瘤及其他急性病毒性脑炎鉴别。由蜱传播的脑炎通常为边界不清的多发病灶,可累及放射冠、丘脑、脑干及小脑。日本脑炎也可有类似表现,但更倾向于双侧基底核及丘脑受侵,可造成腔隙性梗死。由 EB 病毒引起的脑炎,病灶多发累及皮质及灰白质相交区,也可累及丘脑及引起视神经炎病灶呈波浪样出现,在旧病灶已开始消退时,又出现新病灶。

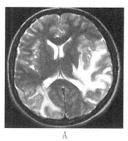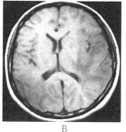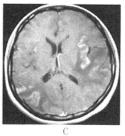

图 4-13 脑膜脑炎

A、B.轴面 T_2WI 及 T_1WI,右侧颞枕叶及左额叶可见片状长 T_1、长 T_2 信号,边界不清;C.轴面增强 T_1WI 显示病灶不均匀强化

八、进行性多灶性白质脑病

(一)临床表现与病理特征

本病与乳多空病毒感染有关,多发于免疫功能低下患者,尤其是吸毒并人类免疫缺陷病毒感染者。病理改变为脱髓鞘改变(病毒侵入少突胶质细胞造成),出现变异的星形细胞(对感染反应)。在少突胶质细胞核内可见嗜酸性圆形包涵体,在大多数病例,为大脑半球皮质下白质的脱髓鞘,但也可累及小脑、脑干及脊髓,而灰质很少累及。偶可见占位效应、出血及血-脑屏障破坏。临床上多以精神异常起病,继而出现与受累部位相关的局灶症状及体征。一旦发病便持续发展,多于6个月内死亡。目前尚无有效治疗。

(二)MRI 表现

CT 表现为单侧或双侧大脑半球皮质下白质内低密度区,在灰白质交界处有明显的界线,很少见到或不存在占位效应,注射对比剂后通常不强化。脑干及小脑病灶在早期容易遗漏,MRI 在这方面占优势。MRI 显示病变多灶分布,侵及范围广,包括半卵圆中心的外侧部,随病变发展,病灶大小及数量增加,可扩展至基底核、胼胝体及小脑脚。MRI 信号特征与其他脱髓鞘病变类似。

九、真菌感染

(一)临床表现与病理特征

慢性或亚急性脑膜炎或脑膜脑炎是颅内真菌感染最常见的表现形式。酵母菌感染常导致单发或多发的肉芽肿或脑脓肿。某些真菌可侵及脑血管引起脑梗死、坏死及出血。也有些真菌可正常存在于人体内,在人体发生慢性疾患、免疫力异常及糖尿病时发病。临床最常见的神经系统真菌感染为新型隐球菌脑膜炎。它可侵犯人类各脏器而形成隐球菌病或真菌病,对脑及脑膜尤其具有亲和性。侵入途径为皮肤、乳突、鼻窦、上呼吸道及胃肠道。随血液进入颅内,在脑膜形成灰色肉芽结节,也可侵入脑室、椎管、大脑皮质及基底核。

临床发病徐缓,多无前驱症状。首发症状常为头痛,大多位于额颞区。初起时间歇发作,逐渐转为持续性,并进行性加重,伴有恶心、呕吐、背痛及颈强直、凯尔尼格征阳性等脑膜刺激征。多数患者有低热、轻度精神障碍,严重者意识不清甚或昏迷。因颅内压增高,半数病例有中、重度视盘水肿。晚期多因视神经萎缩而致视力障碍,并可出现其他眼部症状及脑神经症状。病情大多持续进展,不经治疗平均生存期为 6 个月,少数呈反复缓解复发。

(二)MRI 表现

本病 MRI 表现类似于结核性脑膜炎。因脑基底池及外侧裂被渗出物占据,早期非增强检查可见其失去正常透明度,增强检查时渗出物明显强化。与结核性脑膜炎略不同之处为基底池受累倾向于一侧及不对称性(图 4-14)。并发脑血管受累时可见脑梗死。晚期因脑膜粘连,可出现交通性或梗阻性脑积水,脑室普遍性或局限性扩大。显示肉芽肿方面,MRI 增强检查优于 CT;而显示感染晚期形成的钙化,CT 比 MRI 敏感。

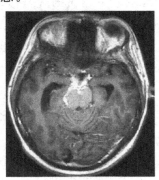

图 4-14 真菌感染

轴面 T_1WI 增强扫描显示基底池、右侧环池斑点状及线样强化

第三节 脑白质病

脑白质病可分为髓鞘形成异常和脱髓鞘病两大部分。在此分述如下。

髓鞘形成异常是一组髓鞘形成障碍的疾患,其原因包括染色体先天缺陷或某些特异酶缺乏,导致正常代谢障碍,神经髓鞘不能正常形成。与脱髓鞘疾患不同,髓鞘形成异常通常不伴有特异性炎性反应,而且病变范围广泛、弥漫。该组疾患包括中枢神经系统海绵样变性、异染性脑白质营养不良及先天性皮质外轴索再生障碍症等。

一、中枢神经系统海绵样变性

(一)临床表现与病理特征

本病又称 Canavan van Bogaert 病、脑白质海绵状硬化症,是一种较罕见的家族遗传性疾病,呈常染色体隐性遗传,以犹太人多见。病理改变为慢性脑水肿、广泛的空泡形成、大脑白质海绵状变性。以皮质下白质及深部灰质受累为主,中央白质相对较轻。髓磷脂明显缺失。星形细胞肿胀、增生。临床表现为出生后 10 个月内起病,以男婴多见,发病迅速,肢体松弛,举头困难,而后肌张力增高,去大脑强直与抽搐发作,视神经萎缩及失明。稍大儿童可有巨脑。常在 2~3 岁时死亡。5 岁以后发病以智力障碍为主,可有小脑性共济失调。

(二)MRI 表现

MRI 显示大脑白质长 T_1、长 T_2 异常信号,广泛、弥漫、对称,不强化。头颅巨大、颅缝分开。晚期脑萎缩,脑室扩大。

二、肾上腺脑白质营养不良

(一)临床表现与病理特征

本病为染色体遗传的过氧化物酶体病变。由于全身性固醇或饱和极长链脂肪酸在细胞内异常堆积,致使脑和肾上腺发生器质与功能性改变。由于是在髓鞘形成以后又被破坏,严格讲本病属于脱髓鞘病变。病理检查见大脑白质广泛性、对称性脱髓鞘改变,由枕部向额部蔓延,以顶颞叶变化为著。可累及胼胝体,但皮质下弓形纤维往往不被侵及。脱髓鞘区可见许多气球样巨噬细胞,经 Sudan Ⅳ 染色为橘红色。血管周围呈炎性改变,并可有钙质沉积。电镜下,巨噬细胞、胶质细胞内有特异性的层状胞质含体。肾上腺萎缩及发育不全可同时存在。晚期,脑白质广泛减少,皮质萎缩,脑室扩大。

根据发病年龄及遗传染色体不同分为 3 种类型。①儿童型:最常见,为 X 性连锁隐性遗传。仅见于男性,通常在 4~8 岁发病。表现为行为改变、智力减退及视觉症状,可有肾上腺功能不全症状(异常皮肤色素沉着)。病程进行性发展,发病后数年内死亡。②成人型：较常见。属性染色体隐性遗传,见于20～30岁男性。病程长,有肾上腺功能不全、性腺功能减退,小脑共济失调和智力减退。③新生儿型：为常染色体隐性遗传。于出生后4个月内出现症状。临床表现有面部畸形、肌张力降低及色素性视网膜炎。精神发育迟缓,常有癫痫发作。一般在2岁前死亡。

(二)MRI表现

顶枕叶白质首先受累,继之向前累及颞、顶、额叶白质。有时累及胼胝体压部及小脑。病灶周边可有明显强化。经与病理对照发现,这种周边强化实际上代表炎性活动,而疾病后期的无强化,则反映完全性髓鞘结构丧失。在 T_2WI,双侧枕叶白质内可见片状高信号,并向视放射及胼胝体压部扩展(图4-15)。在部分病例,病变可通过内囊、外囊及半卵圆中心向前发展,但较少累及皮质下弓状纤维。偶有病变最先发生在额叶,并由前向后发展。在成人型病例,MRI表现无特异性,可见白质内长 T_1、长 T_2 局灶性异常信号,可有轻度脑萎缩。

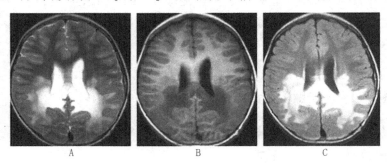

图4-15　肾上腺脑白质营养不良

A、B.轴面 T_2WI 及 T_1WI 显示双侧颞后枕叶对称性片状长 T_1、长 T_2 信号,胼胝体受累;C.轴面 FLAIR 像显示病变白质为高信号

三、小儿球形细胞脑白质营养不良

(一)临床表现与病理特征

本病又称 Krabbe 病,属于溶酶体异常,为常染色体隐性遗传疾病。由于 β-半乳糖苷酶缺乏,使脑苷脂类代谢障碍,导致髓鞘形成不良。病理检查见大脑髓质广泛而对称性的缺乏髓鞘区,轴索常受累,并可累及小脑及脊髓,病变区星形胶质细胞增生明显,其特征性改变为在白质小血管周围常见丛集的所谓类球状细胞。这种细胞为体积较大的多核类上皮细胞,胞体内含大量脑苷脂类物质。

发病有家族遗传史,首发症状见于生后 2～6 个月(婴儿型)。临床表现为发育迟缓、躁动、过度兴奋、痉挛状态。检查可见痴呆、视神经萎缩、皮质盲、四肢痉挛性瘫痪。一般在 3～5 年内死亡。偶有晚发型。

(二)MRI 表现

在疾病早期,丘脑、尾状核、脑干、小脑和放射冠可见对称性弥漫性长 T_2 异常信号;中期可见室周斑状异常信号;晚期呈弥漫性脑白质萎缩。

四、异染性脑白质营养不良

(一)临床表现与病理特征

本病又称脑硫脂沉积病,是常染色体隐性遗传病,也是脑脂质沉积病之一。因芳基硫酸酯酶 A 缺乏,导致硫脂在巨噬细胞和胶质细胞内的异染颗粒里异常沉积而发病。病理改变为大脑半球、脑干及小脑白质内广泛脱髓鞘,以少枝胶质细胞脱失明显。用甲苯胺蓝染色可见颗粒状的红黑色异染物质广泛分布。临床表现可根据发病年龄分为以下 4 型。①晚期婴儿型:最常见,1～2 岁时开始不能维持正常姿势,肌张力下降,运动减少,以后智力减退,由软瘫转为硬瘫,并可有小脑共济失调、眼震、视神经萎缩、失语,逐渐去脑强直、痴呆,多于 5 岁前死于继发感染;②少年型:于 4～5 岁起病,进展缓慢,常有人格改变及精神异常;③婴儿型:生后 6 个月内发病,又称 Austin 病;④成人型:16 岁后发病。

(二)MRI 表现

不具特异性。MRI 显示脑白质内弥漫性融合性长 T_1、长 T_2 信号(图 4-16)。早期病变以中央白质区为主,并累及胼胝体。晚期累及皮质下白质,脑萎缩。无强化,无占位效应。

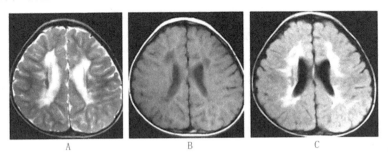

A   B   C

图 4-16 异染性脑白质营养不良

A、B.轴面 T_2WI 及 T_1WI 显示双侧室旁片状长 T_1、长 T_2信号;C.轴面 FLAIR 像显示双侧室旁高信号病变

五、多发性硬化

(一)临床表现与病理特征

多发性硬化是一种慢性进行性疾患,特征是在大脑及脊髓发生多处播散的脱髓鞘斑块,从而引起多发性与变化不一的神经症状与体征,且有反复加重与缓解的特点。病因不清,可能与自身免疫反应或慢性病毒感染有关。病理检查见散在的脱髓鞘斑块或小岛,少突胶质细胞破坏,伴有血管周围炎症。病变主要发生于白质内,尤其是脑室周围、视神经、脊髓侧柱与后柱(颈胸段常发生)、中脑、脑桥、小脑也受累。大脑皮质及脊髓灰质也有病变。早期,神经细胞体及轴突可保持正常;晚期,轴突破坏,特别是长神经束轴突,继而胶质纤维增生,表现为"硬化"。不同时期病灶可同时存在。

多发性硬化多见于 20～40 岁,女性多于男性。部分病例发病前有受寒、感冒等诱因及前驱症状。症状特点是多灶性及各病灶性症状此起彼伏,恶化与缓解相交替。按主要损害部位可分为脊髓型、脑干小脑型及大脑型。①脊髓型,最常见,主要为脊髓侧束、后束受损的症状,有时可呈脊髓半侧损害或出现脊髓圆锥、前角病损的症状,脊髓某一节段受到大的硬化斑或多个融合在一起的硬化斑破坏时,可出现横贯性脊髓损害征象;②脑干或脑干小脑型,也较常见,病损部位主要在脑干与小脑,脑干以脑桥损害多见,临床表现包括 Charcot 三联征、运动障碍、感觉障碍及脑神经损害,后者以视神经损害最常见;③大脑型,少见,根据病变部位及病程早晚,可有癫痫发作、运动障碍及精神症状。

(二)MRI 表现

多发性硬化斑块常见部位包括脑室周围、胼胝体、小脑、脑干和脊髓。MRI 显示多发性硬化的早期脱髓鞘病变优于 CT,敏感度超过 85%。FLAIR 序列,包括增强后 FLAIR 序列,是目前显示多发性硬化斑块最有效的 MR 序列之一。多发性硬化斑块呈圆形或卵圆形,在 T_2 FLAIR 序列呈高信号,在 T_1WI 呈等或低信号。注射对比剂后增强扫描时,活动性病灶表现为实性或环状强化(图 4-17),而非活动性病灶往往不强化。对于不典型病例,需要综合临床表现、免疫生化及影像检查结果,方可正确诊断。

六、弥漫性硬化

(一)临床表现与病理特征

弥漫性硬化又称 Schilder 病,是一种罕见的脱髓鞘疾病,常见于儿童,故也称儿童型多发性硬化。病理改变为大脑白质广泛性脱髓鞘，呈弥漫不对称分布，常为一侧较明显。病变多由枕叶开始，逐渐蔓延至顶叶、颞叶与额叶，或向对侧扩展。白质髓鞘脱失由深至浅融合成片，可累及皮质。脑干、脊髓也可见脱髓鞘后形成的斑块。晚期因髓质萎缩出现第三脑室及侧脑室扩大，脑裂、脑池增宽。

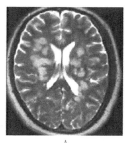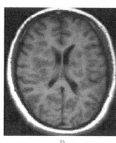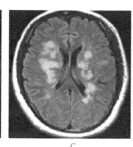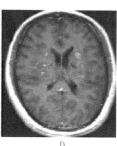

A   B   C   D

图 4-17 多发性硬化

A、B.轴面 T_2WI 及 T_1WI 显示双侧室旁白质内多发的斑块状长 T_1、长 T_2 异常信号；C.轴面 FLAIR 像显示双侧室旁白质内高信号病灶更明显；D.轴面增强 T_1WI 显示斑点和斑片状强化病灶

患者多在 10 岁前发病，起病或急或缓。根据受累部位不同出现不同症状。枕叶症状：从同侧偏盲至全盲，从视力减退至失明，瞳孔功能与眼底常无改变；顶颞叶症状：失听、失语、失用与综合感觉障碍；额叶症状：智力低下、情感不稳、行为幼稚。也可出现四肢瘫或偏瘫，癫痫大发作或局限性运动性发作。

(二)MRI 表现

病灶大多位于枕叶，表现为长 T_2 异常信号；在 T_1WI，病灶可为低信号、等信号或高信号；注射对比剂后病灶边缘可强化。病变晚期主要表现为脑萎缩。

七、急性播散性脑脊髓炎

(一)临床表现与病理特征

常发生于病毒感染（如麻疹、风疹、天花、水痘、腮腺炎、百日咳、流感）或细菌感染（如猩红热）之后，也可发生于接种疫苗（如狂犬病、牛痘）之后。病理改变为脑与脊髓广泛的炎性脱髓鞘反应，以白质中小静脉周围的髓鞘脱失为特征。病变区血管周围有炎性细胞浸润、充血、水肿，神经髓鞘肿胀、断裂及脱失，形成点状软化坏死灶，并可融合为大片软化坏死区，可有胶质细胞增生。病灶主要位于白质，但也可损及灰质与脊神经根。临床急性起病，儿童及青壮年多发，发病前 1~2 周有感染或接种史。首发症状多为头痛、呕吐，体温可再度升高。中枢神经系统受损广泛，出现大脑、脑干、脑膜及脊髓症状与体征。

（二）MRI 表现

双侧大脑半球可见广泛弥散的长 T_1、长 T_2 异常信号，病灶边界清楚，可累及基底核区及灰质。急性期因水肿使脑室受压、变小。注射对比剂后，病灶无强化，或呈斑片状、环状强化。较大孤立强化病灶的影像表现可类似肿瘤，应结合病史进行鉴别。晚期灰白质萎缩，脑沟裂及脑室增宽。

八、胼胝体变性

（一）临床表现与病理特征

本病病因不清，最早报道发生于饮红葡萄酒的意大利中老年人，但无饮酒嗜好者也可发生。病理改变特征为胼胝体中央部脱髓鞘，坏死及软化灶形成。病变也可侵及前、后联合或其他白质区。病灶分布大致对称，病灶周边结构保持完好。临床表现为局限性或弥漫性脑部受损症状及体征，如进行性痴呆、震颤、抽搐等。病情渐进发展无缓解，对各种治疗无明显反应。一般数年内死亡。

（二）MRI 表现

特征性 MRI 表现为胼胝体内长 T_1、长 T_2 异常信号（图 4-18），边界清楚、局限。注射对比剂后病变区可强化。病变常累及脑室额角前白质，表现为长 T_1、长 T_2 异常信号区。晚期胼胝体萎缩。

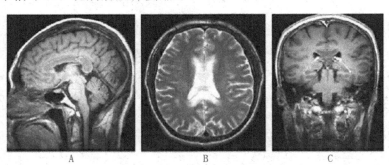

图 4-18　胼胝体变性

A、B.矢状面 T_1WI 及轴面 T_2WI 显示胼胝体长 T_1、长 T_2 异常信号；C.冠状面增强 T_1WI 显示胼胝体病变无明显强化

九、脑桥中央髓鞘溶解症

（一）临床表现与病理特征

本病可能与饮酒过度、营养不良，以及电解质或酸碱平衡紊乱（特别是快速

纠正的低血钠)有关。病理改变为以脑桥基底的中央部开始的髓鞘溶解,并呈离心性扩散,神经细胞及轴索可不受损害,神经纤维束之间存在巨噬细胞,其作用为吞噬溶解的髓鞘及脂肪颗粒。病变严重者,整个脑桥均受累,并可累及中脑及脑桥外结构,如内囊、丘脑、基底核、胼胝体及半卵圆中心。典型患者为中年酒徒。此外,本病也可发生于恶性肿瘤、慢性肺部疾病或慢性肾衰竭患者。患者多表现为严重的代谢障碍、脑神经麻痹及长束征。病程进展很快,存活率低。

(二)MRI 表现

MRI 在检出脑桥病灶、评估轴索(皮质脊髓束)保留,以及发现脑桥外病灶方面均优于 CT。在 T_2WI,病变呈高信号,无占位效应;在 T_1WI,脑桥中心部呈低信号区,脑桥边缘仅剩薄薄的一层(图 4-19)。通常不累及被盖部。有时可见中脑、丘脑和基底核受累。病灶强化表现多变,可无强化或轻度环状强化。病变后期脑桥萎缩。

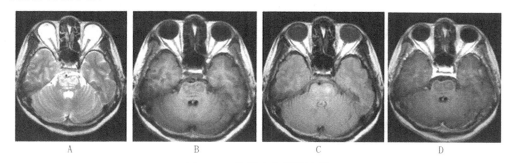

| A | B | C | D |

图 4-19 脑桥中央髓鞘溶解

A、B.轴面 T_2WI 及 T_1WI 显示脑桥片状不均匀稍长 T_1、稍长 T_2 信号;C.轴面 FLAIR 像显示脑桥病灶为稍高信号;D.轴面增强 T_1WI 显示脑桥病灶强化不明显

第四节 伴有深部灰质受累的实性疾患

以深部灰质或基底神经节受累的疾患,其主要病理改变为神经元变性,白质结构亦可受累。临床表现主要为不同类型的运动障碍,也可出现大脑皮质及小脑受侵的症状,如痴呆及共济失调。

一、慢性进行性舞蹈病

(一)临床表现与病理特征

本病又称遗传性舞蹈病、亨廷顿病性痴呆,是一种遗传性中枢神经系统慢性变性病变。病理改变以大脑皮质及新纹状体受侵为主,特点为尾状核及壳核变性萎缩,额叶皮质萎缩。其生化改变为基底核中多巴胺含量过多而 γ-氨基丁酸及胆碱的含量减少。

多为中年发病,有遗传家族史,偶见散发病例。临床表现为以上肢远端及面部表情肌为明显的多动症,舞蹈样动作多变,安静时减轻,睡眠时消失,可因随意运动及情绪影响而加重。可有情感淡漠、抑郁或激惹及人格改变,最终精神衰退而致痴呆。

(二)MRI 表现

可见双侧尾状核头萎缩及继发性侧脑室额角扩张。有人将额角及尾状核进行定量测定,发现本病患者的额角与尾状核比例明显小于正常人。当脑萎缩导致双侧脑室明显扩张后,尾状核萎缩相对不明显。注射对比剂后无强化。MRI可显示双侧皮质下萎缩,由前向后发展,最初影响额叶,以后逐渐影响顶叶、枕叶、基底核、脑干、小脑,呈长 T_1、长 T_2 异常信号,基底核区可见铁质沉积。

二、肝豆状核变性

(一)临床表现与病理特征

本病又称威尔逊病,为家族性常染色体隐性遗传性铜代谢障碍型神经系统变性性疾病。该病三大主征为肝豆状核软化变性、角膜色素环(K-F 环)及小叶性肝硬化。病理改变为胃肠道吸收铜超过正常,肝脏合成血浆铜蓝蛋白的能力下降。血中"直接反应铜"增加或沉积于额叶皮质、基底核、角膜与肝肾等处,或由尿中排出,壳核、苍白球、尾状核及额叶皮质变性,也可累及红核、黑质及齿状核。受累部位神经胶质增生,小结节性肝硬化。临床表现为儿童期或青春期发病,有家族史者约占 1/3。基底核损害症状包括震颤、僵直与多动症。皮质损害症状主要为衰退性精神障碍。可有肝硬化症状,K-F 环及铜代谢障碍的化验报告。

(二)MRI 表现

基底核、脑白质、脑干及小脑内出现长 T_1、长 T_2 异常信号,以基底核区明显(图 4-20),特别是壳核及苍白球。其次是尾状核头部、小脑齿状核和脑干。有时在高信号内混有低信号,代表胶质增生与铜铁沉积并存。丘脑也可见长 T_1、长 T_2 异常信号。这些信号改变可能与铜沉积造成脑组织缺血、坏死、软化有关。可有尾状核及大脑、小脑萎缩。

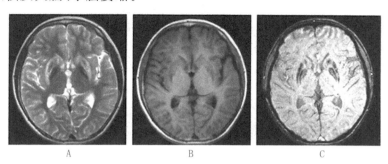

图 4-20　肝豆状核变性

A、B.轴面 T_2WI 及 T_1WI 显示双侧基底核区不均匀稍长 T_1、稍长 T_2 异常信号;C.轴面磁敏感加权成像显示双侧基底核区异常低信号

三、帕金森病

(一)临床表现与病理特征

病因不明,可疑为病毒感染所致,称为原发性帕金森病。继发于脑炎、脑血管病、脑瘤、脑外伤,以及毒物或药物中毒性脑病之后者,称为帕金森综合征。病理方面,原发主要病变部位在黑质及黑质-纹状体通路。正常情况下,黑质内含有多巴胺神经元,它们终止于纹状体。由于黑质破坏,神经细胞减少,变性和空泡形成,细胞质内可见同心形的包涵体,导致黑质-纹状体通路分泌的多巴胺明显减少。多巴胺是纹状体产生的抑制性神经递质,而乙酰胆碱是纹状体的兴奋性神经递质。正常情况下,这两种递质处于平衡状态;帕金森病时,黑质与纹状体中多巴胺含量降低,使乙酰胆碱的作用相对增强而产生相应症状。此外,病变亦可侵及蓝斑、网状结构和迷走神经背核。多数病例有不同程度脑萎缩,临床表现有三大主征:肌张力增强(肌强直),运动减少、迟缓与运动缺失,震颤。多在50 岁以后发病,男性多于女性。静止性震颤,典型手部震颤呈"搓丸样震颤";运动缓慢,行走时起步困难,呈慌张步态及"写字过少征";肌张力增强,呈"铅管样",面部表情呆板,呈"面具脸"。继发症状包括抑郁、易激动、焦虑、认知能力下降,发音及吞咽困难等,晚期死于并发症。

(二)MRI 表现

基底核区可见变性改变。大脑皮质及中央灰质萎缩,特别是第三脑室周围及额叶萎缩比较常见。MRI 具有高分辨力,在帕金森病患者可显示黑质(致密带)萎缩及异常铁沉积所致的 T_2 低信号(图 4-21),具有一定意义。

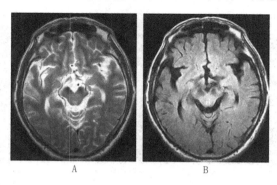

A B

图 4-21　帕金森病

A、B.轴面 T_2WI 及 FLAIR 像显示中脑黑质区异常低信号,脑萎缩改变明显

多系统变性:是指一组原因不明的中枢神经系统多部位变性与萎缩,又称多系统萎缩。多在中年以后发病,隐袭渐进,经数年或十余年后死于衰竭及继发感染。相关症状涉及锥体外系、小脑、脑干运动性脑神经核,以及脊髓前角、锥体束和大脑皮质。可伴有智能障碍,感觉系统正常。本组疾病包括原发性直立性低血压、进行性核上性麻痹、橄榄-脑桥-小脑萎缩及纹状体黑质变性等。分述如下。

1.原发性直立性低血压

(1)临床表现与病理特征:病理改变为脊髓灰质侧角星形神经胶质增生,也可累及基底核,第三脑室周围灰质、黑质、小脑等部位,病变双侧对称。临床主要表现为直立性低血压、中枢神经多系统症状及自主神经症状。

(2)MRI 表现:大脑皮质、小脑和脑干可见非特异性萎缩,而基底核无异常;典型 MRI 表现为在 T_2WI 壳核信号强度明显降低,特别是沿壳核边缘降低。低信号在高场强 MRI 更明显,低信号提示铁或其他金属成分异常沉积。

2.进行性核上性麻痹

(1)临床表现与病理特征:病因不明。一般认为是一种退行性改变过程,无家族倾向,可能与病毒感染有关。主要病理改变:在基底核到脑干的某些部位,以苍白球、黑质、上丘、动眼神经核、小脑齿状核最明显,以神经细胞变性为主。

(2)MRI 表现:影像检查可见明显的中脑萎缩及继发的环池、四叠体池、第三脑室等扩大,MRI 显示脑干萎缩外,在 T_2WI 可见四叠体上丘、苍白球、壳核信号降低,此外,黑质低信号明显。

3.橄榄-脑桥-小脑萎缩

(1)临床表现与病理特征:属脑干小脑型的变性或遗传性疾病之一。病理改变变性涉及下橄榄核、脑桥横过纤维和固有核,以及小脑蚓部与皮质,也可累及锥体外系各核、脑干、脑神经核及大脑皮质。临床表现:中年后发病,小脑性共济失调为首先症状,继之渐出现帕金森综合征或有脑干脑神经核损害症状,晚期有锥体束征。

(2)MRI表现:MRI显示明显的颅后窝结构萎缩(图4-22),也可有大脑皮质萎缩。壳核、苍白球、黑质在 T_2WI 可见低信号,提示异常金属沉积。

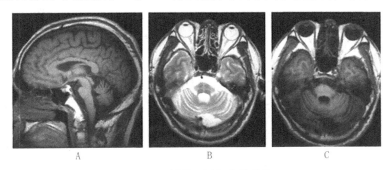

图 4-22　橄榄-脑桥-小脑萎缩

A.矢状面 T_1WI;B.轴面 T_2WI;C.轴面 T_1WI,脑干及小脑萎缩,脑沟裂池增宽

4.纹状体黑质变性

(1)临床表现与病理特征:病理改变主要为纹状体,特别是壳核及黑质与蓝斑核变性,可累及丘脑底核、小脑齿状核及迷走背核。临床表现为 40~50 岁发病,渐进以帕金森综合征为首见症状,但静止性震颤较轻或缺如,有小脑共济失调或锥体束征等,对左旋多巴治疗无效。

(2)MRI表现:CT 可见双侧壳核对称性低密度区及全脑萎缩。MRI 在 T_2WI 可见壳核低信号,推测与金属元素沉积有关,与正常状态相反;壳核信号与苍白球低信号成比例。增加 T_2 弛豫时间,在尾状核黑质也可见到异常低信号。

5.苍白球黑质变性

(1)临床表现与病理特征:本病又称进行性苍白球变性综合征,为病因未明的家族性疾病,呈显性遗传。发病可能与铁和类脂质代谢紊乱有关。病理发现苍白球、黑质及神经节细胞变性,髓鞘脱失,胶质增生,有大量铁盐及类脂质沉积,呈青绿色或锈褐色。临床表现为 10 岁左右发病,由双下肢开始的全身性强直,渐累及上肢及面部,智能衰退等。少数有色素性视网膜炎及视神经萎缩。

（2）MRI 表现：特征性 MRI 表现为在 T_2WI 可见豆状核（苍白球）低信号，为铁沉积所致；在 T_2WI 室前白质信号增加，基底核区呈高信号，可能为脱髓鞘改变。

6.亚急性坏死性脑病

（1）临床表现与病理特征：本病又称 Leigh 综合征。病因不明，可能是与维生素 B_1 有关的一种先天性代谢障碍。中枢神经系统病变广泛，主要为对称性出血灶，除大脑外，尚可累及脑桥、脊髓、苍白球，以及视神经。临床表现为婴儿期缓慢起病，有家族史。进行性视、听及智力障碍。共济失调，肌力及肌张力低下。一般在发病后 2～3 年，因延髓性麻痹出现吞咽和呼吸困难加重而死亡。

（2）MRI 表现：脑干受累区域主要为背盖部及导水管周围灰质。呈长 T_1、长 T_2 异常信号。基底核及丘脑也常受累，T_2WI 呈高或低信号。后者可能与铁沉积或其他顺磁物质沉积有关。

7.先天性氨基酸代谢异常

（1）临床表现与病理特征：先天性氨基酸代谢异常是一组遗传性代谢障碍性疾病。以某种氨基酸及其代谢产物在血内大量积蓄及经尿大量排出为特征，常伴神经系统损害症状。发病原因包括酶缺陷致使氨基酸代谢过程阻滞，以及肠道、肾小管对氨基酸的吸收运转功能障碍。大都以常染色体隐性遗传为特征。病理学特点包括髓鞘形成延迟及脑白质海绵状变性。虽然对许多氨基酸代谢障碍原因已有所了解，但其中仅对少数的影像学改变有所描述。本组疾病视病种不同而有不同的症状，但多数高氨基酸血症患者有发育障碍、智能低下、痉挛发作，以及阵发性呕吐、嗜睡、共济失调、惊厥、意识障碍等氨中毒表现。部分病种有尿色味异常及皮肤和毛发异常。

（2）MRI 表现：在丙酸血症或甲基丙二酸血症，脑白质内可见弥漫性长 T_1、长 T_2 异常信号，无强化。这种异常在正确的治疗后可以恢复。在有些患者，双侧苍白球可见长 T_1、长 T_2 异常信号。鸟氨酸氨甲酰基转移酶异常患者也有类似表现。枫糖尿病患者可见脑水肿及灰白质内长 T_1、长 T_2 异常信号。在非酮症性高甘氨酸血症，MRI 可见明显的幕上、下结构萎缩，胼胝体发育障碍，以及幕上脱髓鞘或髓鞘形成障碍。在苯丙酮尿症患者，MRI 显示室旁（尤其侧室三角区周围）长 T_1、长 T_2 异常信号。这种改变与病程及神经功能障碍不相关。

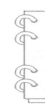

第五章 乳腺疾病的MR影像

第一节 乳腺增生性疾病

一、临床表现与病理特征

临床上,乳腺增生性疾病多见于30~50岁的妇女,症状为乳房胀痛和乳腺内多发性"肿块",症状常与月经周期有关,月经前期症状加重,月经后症状减轻或消失。

乳腺增生性疾病的病理诊断标准及分类尚不统一,故命名较为混乱。一般组织学上将乳腺增生性疾病描述为一类以乳腺组织增生和退行性变为特征的改变,伴有上皮和结缔组织的异常组合,它是在某些激素分泌失调的情况下,表现出乳腺组织成分的大小和数量构成比例及形态上的周期性变化,是一组综合征。乳腺增生性疾病包括囊性增生病、小叶增生、腺病和纤维性病。其中囊性增生病包括囊肿、导管上皮增生、乳头状瘤病、腺管型腺病和顶泌汗腺样化生,它们之间有依存关系,但不一定同时存在。囊肿由末梢导管扩张而成,单个或多个,大小不等,最大者直径可以超过5 cm,小者如针尖状。

二、MRI 表现

在 MRI 平扫 T_1WI,增生的导管腺体组织表现为低或中等信号,与正常乳腺组织信号相似;在 T_2WI 上,信号强度主要依赖于增生组织内含水量,含水量越高,信号强度亦越高。当导管、腺泡扩张严重,分泌物潴留时可形成囊肿,常为多发,T_1WI 上呈低信号,T_2WI 上呈高信号。少数囊肿因液体内蛋白含量较高,T_1WI 上亦可呈高信号。囊肿一般不强化,少数囊肿如有破裂或感染时,其囊壁可有强化(图 5-1)。在动态增强扫描时,乳腺增生多表现为多发性或弥漫性小片状或大片状轻至中度的渐进性强化,随时间的延长,强化程度和强化范围逐渐增高和扩大(图 5-2)。强化程度通常与增生的严重程度成正比,增生程度越重,强化就越明显,严重时强化表现可类似于乳腺恶性病变。

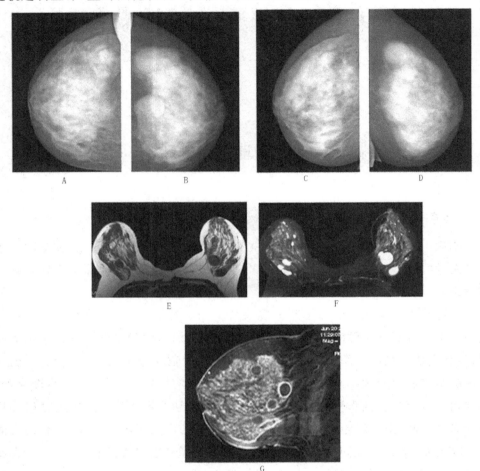

图 5-1 双侧乳腺囊性增生病

A、B.右、左乳 X 线头尾位片;C、D.右、左乳 X 线内外侧斜位片,显示双乳呈多量腺体型乳腺,其内可见多个大小不等圆形或卵圆形肿物,部分边缘清晰光滑,部分边缘与腺体重叠显示欠清,未见毛刺、浸润征象,肿物密度与腺体密度近似;E.MRI 平扫横轴面 T_1WI;F.MRI 平扫横轴面脂肪抑制 T_2WI,显示双乳腺内可见多发大小不等肿物,T_1WI 呈低信号,T_2WI 呈高信号,边缘清晰光滑,内部信号均匀;G.MRI 增强后矢状面 T_1WI,显示部分肿物未见强化,部分肿物边缘可见规则环形强化

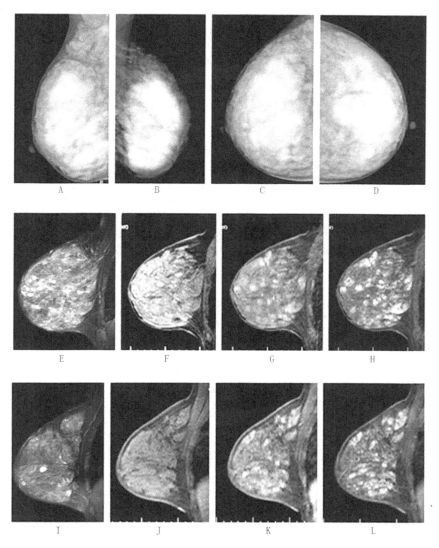

图 5-2 双乳增生

A、B.右、左乳 X 线内外侧斜位片；C、D.右、左乳 X 线头尾位片，显示双乳呈多量腺体型乳腺，其内可见多发斑片状及结节状影，与腺体密度近似；E.左乳 MRI 平扫矢状面脂肪抑制 T₂WI；F、G、H.分别为左乳 MRI 平扫、动态增强后 1、8 分钟；I.右乳 MRI 平扫矢状面脂肪抑制 T₂WI；J、K、L.分别为右乳 MRI 平扫、动态增强后 1、8 分钟，显示双乳呈多量腺体型乳腺，平扫 T₂WI 双乳腺内多发大小不等液体信号灶，动态增强后双乳腺内弥漫分布多发斑点状及斑片状渐进性强化，随时间的延长强化程度和强化范围逐渐增高和扩大

DWI 和 MRS 检查有助于良、恶性病变的鉴别，通常恶性病变在 DWI 呈高

信号,ADC 值降低;而良性病变在 DWI 上 ADC 值较高。在质子磁共振波谱上,70%～80%的乳腺癌于 3.2 ppm 处可出现胆碱峰;而大多数良性病变则无胆碱峰出现。但部分文献曾报道,在乳腺实质高代谢的生理状态如哺乳期也可测到胆碱峰。也有学者认为,由于胆碱是细胞膜磷脂代谢的成分之一,参与细胞膜的合成和退变,无论良性或恶性病变,只要在短期内迅速生长,细胞增殖加快,膜转运增加,胆碱含量就可以升高,MRS 即可测到胆碱峰(图 5-3)。

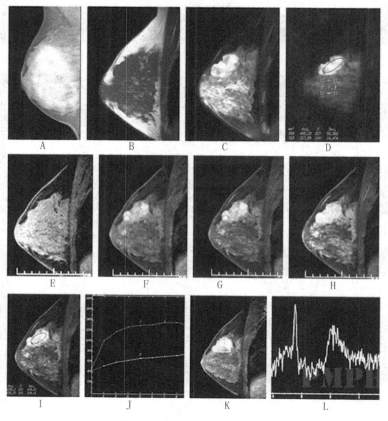

图 5-3　(右乳腺)腺泡型腺病

A.右乳 X 线内外侧斜位片,外上方腺体表面局限性突出,呈中等密度,所见边缘光滑,相邻皮下脂肪层及皮肤正常;B.MRI 平扫矢状面 T_1WI;C.MRI 平扫矢状面脂肪抑制 T_2WI,显示右乳外上方不规则形肿物,呈分叶状,T_1WI 呈较低信号,T_2WI 呈中等、高混杂信号,边界尚清楚;D.DWI 图,病变呈异常高信号,ADC 值略降低;E、F、G、H.分别为 MRI 平扫、动态增强后 1、2、8 分钟;I、J.动态增强后病变和正常腺体感兴趣区测量及时间-信号强度曲线,显示动态增强后病变呈明显强化且随时间延迟信号强度呈逐渐升高趋势;K.病变区 MRS 定位像;L.MRS 图,于病变区行 MRS 检查,在 3.2 ppm 处可见异常增高胆碱峰

三、鉴别诊断

（1）局限性乳腺增生，尤其是伴有结构不良时需与浸润型乳腺癌鉴别：局限性乳腺增生多为双侧性，通常无皮肤增厚及毛刺等恶性征象；若有钙化，亦较散在，而不似乳腺癌密集。动态增强 MRI 检查有助于鉴别，局限性乳腺增生多表现为信号强度随时间延迟而渐进性增加，于晚期时相病变的信号强度和强化范围逐渐增高和扩大，而浸润型乳腺癌的信号强度呈快速明显增高且快速降低模式。

（2）囊性增生的囊肿需与良性肿瘤（如多发纤维腺瘤）相鉴别：MRI 可鉴别囊肿和纤维腺瘤。囊肿呈典型液体信号特征，T_1WI 低信号，T_2WI 高信号。

第二节 乳腺纤维腺瘤

一、临床表现与病理特征

乳腺纤维腺瘤是最常见的乳腺良性肿瘤，多发生在 40 岁以下妇女，可见于一侧或两侧，也可多发，多发者约占 15％。患者一般无自觉症状，多为偶然发现，少数可有轻度疼痛，为阵发性或偶发性，或在月经期明显。触诊时多为类圆形肿块，表面光滑，质地韧，活动，与皮肤无粘连。病理上，纤维腺瘤是由乳腺纤维组织和腺管两种成分增生共同构成的良性肿瘤。在组织学上，可表现为以腺上皮为主要成分，也可表现为以纤维组织为主要成分，按其比例不同，可称之为纤维腺瘤或腺纤维瘤，多数肿瘤以纤维组织增生为主要改变。其发生与乳腺组织对雌激素的反应过强有关。

二、MRI 表现

纤维腺瘤的 MRI 表现与其组织成分有关。在平扫 T_1WI，肿瘤多表现为低信号或中等信号，轮廓边界清晰，圆形或卵圆形，大小不一。在 T_2WI 上，依肿瘤内细胞、纤维成分及水的含量不同而表现为不同的信号强度：纤维成分含量多的纤维性纤维腺瘤信号强度低；而水及细胞含量多的黏液性及腺性纤维腺瘤信号强度高。发生退化、细胞少、胶原纤维成分多者在 T_2WI 上呈较低信号。约 64％

的纤维腺瘤内可有由胶原纤维形成的分隔,分隔在 T_2WI 上表现为低或中等信号强度(图 5-4)。通常发生在年轻妇女的纤维腺瘤细胞成分较多,而老年妇女的纤维腺瘤则含纤维成分较多。

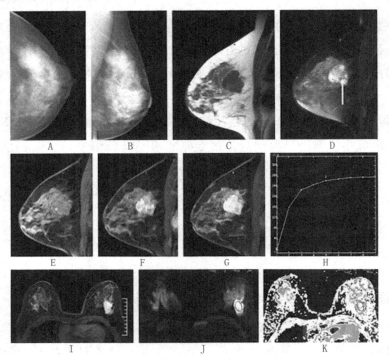

图 5-4 (左乳腺)纤维腺瘤伴黏液变性

A.左乳 X 线头尾位片;B.左乳 X 线内外侧斜位片,显示左乳外上方分叶状肿物,密度比正常腺体密度稍高,肿物部分边缘模糊,小部分边缘可见低密度透亮环;C.左乳 MRI 平扫矢状面 T_1WI;D.左乳 MRI 平扫矢状面脂肪抑制 T_2WI,显示左乳外上方分叶状肿物,内部信号不均匀,T_1WI 呈较低信号且其内可见小灶性高信号,T_2WI 呈混杂较高信号且其内可见多发低信号分隔(白箭),边界清楚;E、F、G.分别为 MRI 平扫、动态增强后 1、8 分钟;H.动态增强后病变区时间-信号强度曲线图;I.增强后延迟时相横轴面,显示动态增强后病变呈不均匀渐进性强化,时间-信号强度曲线呈渐增型;J.DWI 图;K.ADC 图,于 DWI 上病变呈高信号,ADC 值无降低(肿物 ADC 值为 $1.9 \times 10^{-3}\,mm^2/s$,正常乳腺组织 ADC 值为 $2.0 \times 10^{-3}\,mm^2/s$)

动态增强 MRI 扫描,纤维腺瘤表现亦可各异,大多数表现为缓慢渐进性的均匀强化或由中心向外围扩散的离心样强化,少数者,如黏液性及腺性纤维腺瘤亦可呈快速显著强化,其强化类型有时难与乳腺癌鉴别,所以准确诊断除依据强化程度、时间-信号强度曲线类型外,还需结合病变形态学表现进行综合判断,必要时与 DWI 和 MRS 检查相结合,以减少误诊。

三、鉴别诊断

(一)乳腺癌

患者多有临床症状。病变形态多不规则,边缘呈蟹足状。MRI 动态增强检查时,信号强度趋于快速明显增高且快速降低,即时间-信号强度曲线呈流出型,强化方式由边缘向中心渗透,呈向心样强化趋势。ADC 值降低。少数纤维腺瘤(如黏液性及腺性纤维腺瘤)亦可呈快速显著强化,其强化类型有时难与乳腺癌鉴别,需结合形态表现综合判断,必要时结合 DWI 和 MRS 信息,以减少误诊。

(二)乳腺脂肪瘤

脂肪瘤表现为脂肪信号特点,在 MRI T_1WI 和 T_2WI 上均呈高信号,在脂肪抑制序列上呈低信号。其内常有纤细的纤维分隔,而无正常的导管、腺体和血管结构。周围有较纤细而致密的包膜。

(三)乳腺错构瘤

乳腺错构瘤为由正常乳腺组织异常排列组合而形成的一种瘤样病变。病变主要由脂肪组织(可占病变的 80%)构成,混杂不同比例的腺体和纤维组织。影像特征为肿瘤呈混杂密度或信号,具有明确的边界。

(四)乳腺积乳囊肿

乳腺积乳囊肿比较少见,是由于泌乳期一支或多支乳导管发生阻塞、乳汁淤积形成,常发生在哺乳期或哺乳期后妇女。根据形成的时间及内容物成分不同,MRI 表现亦不同:病变内水分含量较多时,积乳囊肿可呈典型液体信号,即在 T_1WI 呈低信号,在 T_2WI 呈高信号;若脂肪、蛋白质或脂质含量较高,积乳囊肿在 T_1WI 和 T_2WI 均呈明显高信号,在脂肪抑制序列表现为低信号或仍呈较高信号;若病变内脂肪组织和水含量接近,在反相位 MRI 可见病变信号明显降低。在增强 MRI,囊壁可有轻至中度强化。临床病史也很重要,肿物多与哺乳有关。

第三节　乳腺大导管乳头状瘤

一、临床表现与病理特征

乳腺大导管乳头状瘤是发生于乳晕区大导管的良性肿瘤,乳腺导管上皮增生突入导管内并呈乳头样生长,因而称其为乳头状瘤。常为单发,少数也可同时累及几支大导管。本病常见于经产妇,以 40～50 岁多见。发病与雌激素过度刺激有关。乳腺导管造影是诊断导管内乳头状瘤的重要检查方法。主要临床症状为乳头溢液,可为自发性或挤压后出现,溢液性质可为浆液性或血性。约 2/3 患者可触及肿块,多位于乳晕附近或乳房中部,挤压肿块常可导致乳头溢液。

在大体病理上,病变大导管明显扩张,内含淡黄色或棕褐色液体,肿瘤起源于乳导管上皮,腔内壁有数量不等的乳头状物突向腔内。乳头一般直径为数毫米,>1 cm 者较少,偶有直径达 2.5 cm 者,乳头的蒂可粗可细,当乳头状瘤所在扩张导管的两端闭塞,形成明显的囊肿时,即称为囊内乳头状瘤或乳头状囊腺瘤。

二、MRI 表现

MRI 检查不是乳头溢液的首选检查方法。乳头状瘤在 MRI T_1WI 上多呈低或中等信号,T_2WI 上呈较高信号,边界规则,发生部位多在乳腺大导管处,增强扫描时纤维成分多、硬化性的乳头状瘤无明显强化,而细胞成分多、非硬化性的乳头状瘤可有明显强化,时间-信号强度曲线亦可呈流出型,而类似于恶性肿瘤的强化方式(图 5-5)。因此,单纯依靠增强后曲线类型有时难与乳腺癌鉴别。重 T_2WI 可使扩张积液的导管显影,所见类似乳腺导管造影。

三、鉴别诊断

(1)典型者根据临床表现(乳头溢液)、病变部位及乳腺导管造影的特征性表现,与其他良性肿瘤鉴别不难。

(2)本病的 MRI 形态学和 DWI 信号多呈良性特征,但动态增强后时间-信号强度曲线有时呈流出型,与恶性病变相似。故单纯依靠曲线类型鉴别良、恶性较为困难,需综合分析形态学和 DWI 表现。

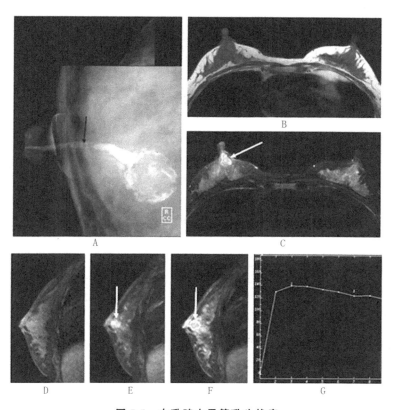

图 5-5 右乳腺大导管乳头状瘤

A.右乳导管造影局部放大片,显示乳头下大导管扩张,管腔内可见一 0.8 cm×1.0 cm 充盈缺损,充盈缺损区边缘和内部可见对比剂涂布,充盈缺损以远导管未见显影,扩张大导管腔内多发小的低密度影为气泡(黑箭头);B.MRI 平扫横断面 T_1WI;C.MRI 平扫横断面脂肪抑制 T_2WI,显示右乳头后方类圆形边界清楚肿物,T_1WI 呈中等信号,T_2WI 呈较高信号(白箭头),内部信号欠均匀;D、E、F.分别为 MRI 平扫和动态增强后 1、8 分钟(白箭头);G.动态增强后病变时间-信号强度曲线图,显示动态增强后病变呈明显不均匀强化,时间-信号强度曲线呈流出型,于延迟时相病变边缘强化较明显

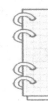

第六章 甲状腺疾病的超声影像

第一节 增生性疾病

一、毒性弥漫性甲状腺肿

(一)临床概述

毒性弥漫性甲状腺肿即突眼性甲状腺肿,又称 Graves 病,是一种伴甲状腺素分泌增多的器官特异性自身免疫病。

1.流行病学

发病率仅次于单纯性结节,居第二位,约为 31/10 万。多数甲亢起病缓慢,亦有急性发病,其流行病学与不同的因素相关,如每天碘摄取量和遗传背景等。女性多见,男女之比为 1:4～1:6。各年龄组均可发病,以 30～40 岁多见。

2.病因

免疫学说认为 Graves 病是一种自身免疫性疾病,近代研究证明,本病是在遗传的基础上,因感染、精神创伤等应激因素而诱发,属于抑制性 T 细胞功能缺陷所致的一种器官特异性自身免疫病。其发病机制尚未完全阐明。

3.病理解剖

甲状腺常呈弥漫性、对称性肿大,或伴峡部肿大,其大小一般不超过正常甲状腺的 3 倍,重量增加。质软至韧,包膜表面光滑、透亮,也可不平或呈分叶状,红褐色,结构致密而均匀,质实如肌肉。镜下显示滤泡细胞呈弥漫性增生,滤泡数增多、上皮呈高柱状,排列紧密,细胞大小、形态略有不同。滤泡间质血管丰富、充血和弥漫性淋巴细胞浸润,且伴有淋巴滤泡形成。

4.临床表现

免疫功能障碍可以引起体内产生多种淋巴因子和甲状腺自身抗体,致使甲状腺肿大、甲状腺素分泌亢进,随之出现一系列甲亢的症状和体征。本病的主要临床表现为心慌、怕热、多汗、食欲亢进、大便次数增加、消瘦、情绪激动等。绝大多数患者有甲状腺肿大,为双侧弥漫性肿大,质地较软,表面光滑,少数伴有结节。少数患者无甲状腺肿大。除以上甲状腺肿大和高代谢综合征外,尚有突眼及较少见的胫前黏液性水肿或指端粗厚等。上述表现可序贯出现或单独出现。

5.实验室检查

血清 T_3、T_4 水平增高,血清促甲状腺素降低,甲状腺 ^{131}I 吸收率增高,血清甲状腺刺激性抗体阳性。

(二)超声表现

1.灰阶超声

(1)甲状腺大小:甲状腺多有不同程度肿大,因甲状腺滤泡细胞呈弥漫性增生,滤泡数增多,滤泡间质血管丰富、充血和弥漫性淋巴细胞浸润。肿大程度与细胞增生及淋巴细胞浸润程度相关,与甲亢轻重无明显关系。肿大严重的可压迫颈动脉鞘,使血管移位。肿大可均匀,也可呈不均匀。

(2)甲状腺包膜和边界:甲状腺边缘往往相对不规则,可呈分叶状,包膜欠平滑,边界欠清晰,与周围无粘连。因广泛的淋巴细胞浸润,实质内有大量较大的血管引起。

(3)甲状腺内部回声:与周围肌肉组织比较,65%～80%的甲状腺实质呈弥漫性低回声,多见于年轻患者。因广泛的淋巴细胞浸润,甲状腺实质细胞的增加、胶质的减少、细胞-胶质界面的减少,以及内部血管数目的增加所致。低回声表现多样,因以上病理改变程度而异,或是均匀性降低,或是局限性不规则斑片状降低,或是弥漫性细小降低回声,构成"筛孔状"结构。低回声和血清促甲状腺素(thyroid stimulating hormone,TSH)高水平之间存在相关性,TSH 水平越高,回声降低越明显,其原因可能为 TSH 水平越高,细胞增多和淋巴细胞浸润越明显。即使甲亢治愈后,部分患者甲状腺可能仍为低回声。也有部分表现为中等回声,内部回声分布均匀或不均匀,可以伴有弥漫性细小回声降低区。甲亢治愈后回声可逐渐降低或高低相间,分布不均。部分病例因形成纤维分隔而伴有细线状和线状中、高回声,乃至表现为"网状"结构(图 6-1,图 6-2)。

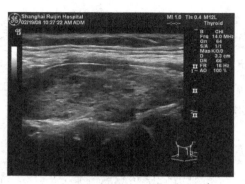

图 6-1 甲状腺功能亢进灰阶超声

显示甲状腺实质内线条状高回声

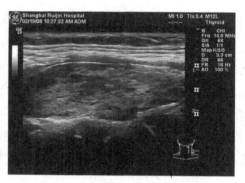

图 6-2 甲状腺功能亢进灰阶超声

显示甲状腺实质略呈网格状,网格内部呈低回声

(4)甲状腺内部结节:甲状腺功能亢进的小部分病例可见结节样回声,Zakarija 等报道超声检测到约 16％ Graves 病患者伴发实质性结节。而据某医院超声科对 1 889 例 Graves 病患者统计,结节的发病率仅为 5.93％,其中单发结节为 3.18％,多发结节为 2.75％。结节的回声可为实质性、囊实混合性和囊性(图 6-3,图 6-4)。可因实质局部的出血、囊性变而出现低弱回声、无回声结节,结节境界多较模糊,内回声稍显不均,此类结节超声随访,可发现结节逐渐吸收消失。

甲状腺弥漫性肿大的基础上反复增生和不均匀的复原反应,形成增生性结节,类似于结节性甲状腺肿的表现,部分结节可出现钙化。结节可发生恶变,但非常少见,发病率为 1.65％～3.5％。

(5)甲状腺上动脉:由于甲状腺素(thyroid hormone,TH)分泌增多,其直接作用于外周血管,使甲状腺血管扩张,因而甲状腺上动脉内径增宽,部分走行迂曲,内径一般≥2 mm。

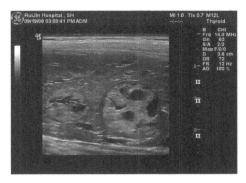

图 6-3 甲状腺功能亢进灰阶超声显示

甲状腺实质内多发结节形成,部分结节伴囊性变

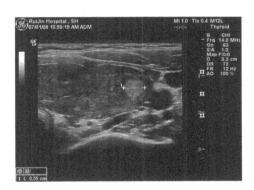

图 6-4 甲状腺功能亢进灰阶超声显示

甲状腺实质内高回声结节

2.多普勒超声

(1)彩色/能量多普勒超声。

实质内血流信号:甲状腺内彩色/能量血流显像血流模式的分级各种意见不一,尚无统一的标准。上海交通大学附属瑞金医院超声诊断科对 454 例未治疗的 Graves 病患者进行统计,将甲状腺内彩色血流显像血流模式分为以下几种表现:①血流信号呈火海样,占 40.97%;②血流信号呈网络样,占 46.70%;③血流信号呈树枝状,占 9.03%;④血流信号呈短棒状,占 3.29%;⑤血流信号呈点状,占 0.01%。

在大多数未治疗的 Graves 病患者中多见的超声表现为甲状腺周边和实质

内弥漫性分布点状、分支状和斑片状血流信号,呈搏动性闪烁,Ralls等称之为"甲状腺火海征"。"火海征"为Graves病典型表现,但非其所特有,也可见于其他甲状腺疾病,如亚甲状腺功能减退症,桥本甲状腺炎甲亢期等。"火海征"的产生机制是由于甲状腺素直接作用于外周血管,使甲状腺血管扩张,甲状腺充血,甲状腺内血管出现动静脉短路,引起湍流或引起甲状腺组织的震颤所致。其组织学基础可能是甲状腺实质可出现明显的毛细血管化,实质内出现纤维分隔,分隔内小动脉增生。部分可表现为实质内见斑片状、条束状及斑点状彩色血流信号,血流间有一定未充填空间。如血流信号增多的分布范围较局限,称为"海岛征"。部分血流信号亦明显增多,呈棒状或枝状,但尚未达到"火海征"或"海岛征"的程度。极少见的病例甲状腺血流信号可完全正常,见散在稀疏的星点或斑点状血流信号,时隐时现,甚至部分实质内无血流信号。

结节内血流信号:当结节因实质局部的出血、囊性变形成或是伴发增生性结节时,结节内未见明显血流信号。当结节发生恶变时,因新生小血管的形成,结节内可有少量血流信号或丰富血流信号,依血管增生程度而异。

甲状腺上、下动脉:甲状腺素TH直接作用于外周血管,使甲状腺上、下动脉扩张,流速加快,血流量明显增加,因而甲状腺上、下动脉血流可呈喷火样。治疗后可恢复正常血流信号。

(2)频谱多普勒超声。

实质内动脉频谱:实质内动脉为低阻抗的高速动脉频谱,血流峰值速度可达50～120 cm/s,还可见较高速的静脉宽带频谱。

Graves病患者甲状腺实质内动脉和周边动脉的收缩期峰值流速(PSV)高于桥本甲状腺炎和结节性甲状腺肿患者,可以鉴别部分彩色血流显像表现重叠的Graves病和桥本甲状腺炎患者。

甲状腺上动脉频谱:甲状腺上动脉V_{max}增高反映甲状腺血流量增多,是高代谢的表现。甲状腺上动脉V_{min}能反映甲状腺组织的血流灌注状态,因此在甲状腺处于高血流动力状态时,可呈现较高水平。甲状腺上动脉呈高速血流频谱,PSV、舒张期末流速(EDV)、V_{mean}都较正常明显增高,舒张期波幅明显增高。甲状腺上动脉的流速不仅对其诊断较为敏感,而且对治疗效果的评定也具有重要意义。

RI是血液循环阻力的指标之一。据上海交通大学附属瑞金医院超声诊断科的统计资料,RI为0.58 ± 0.07,支持甲亢时甲状腺上动脉低阻的观点。

甲状腺下动脉频谱:甲状腺下动脉频谱准确性较甲状腺上动脉频谱高。治愈后常可发现甲状腺下动脉血流速度的明显下降,这通常和游离甲状腺素水平

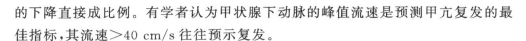

的下降直接成比例。有学者认为甲状腺下动脉的峰值流速是预测甲亢复发的最佳指标，其流速＞40 cm/s 往往预示复发。

(三)并发症

1.甲状腺相关性眼病

(1)临床概述：甲状腺相关性眼病又称恶性突眼病、Graves 眼病、内分泌眼病或眼 Graves 病等，是一种器官特异性自身免疫性疾病，为细胞免疫和体液免疫在遗传因素、环境因素条件下共同作用的结果。

甲状腺相关性眼病的主要临床表现有眼睑退缩、上睑迟落、睑裂增大、瞬目反射减少，球结膜充血、水肿，眼球突出、视神经病变、色觉减弱、传入性瞳孔阻滞等。

甲状腺相关性眼病时眼外肌增粗，僵硬如大象皮样，体积可为正常的 2～3 倍。

(2)灰阶超声：超声检查甲亢突眼有特征性表现，其中以眼直肌的改变最为明显。单眼或双眼的眼直肌呈对称性肥大、增厚、增粗，厚度＞4 mm，以下直肌最多见，其次为上直肌和内直肌，外直肌侵犯比较少见。球后组织饱满，肌圆锥增宽增长，回声强。这是因为球后组织发生水肿，脂肪堆积，细胞浸润，纤维组织增生，球后组织体积增大，同时由于甲状腺的毒性作用，眼外肌中毒变性，肌细胞水肿增大，眼外肌无力，使得眼球向前突出的张力更加增大。甲亢伴突眼症的患者眼轴长度与正常人对比并没有变长，所以说，甲亢患者的眼球突出并非眼轴长度的增加，而是由于球后软组织体积增大和眼外肌的无力共同作用的结果。急性期球结膜囊高度水肿时，球后筋膜囊积液，出现球后弧形暗区。

(3)多普勒超声：眶内彩色血流丰富，动脉 PSV 均明显增高，EDV 降低，RI 增高，动脉搏动速度快。其影响因素可能由于过多的甲状腺素影响心肌，兴奋交感神经、肾上腺系统而引起心动过速，心搏增强，循环加速，收缩压增高而舒张压正常或稍低，脉压增大，循环时间缩短。正常人眼动脉血流频谱特点是收缩期呈"三峰二谷"型，舒张期呈低速血流，多数男性波峰较女性明显，随着年龄增长，波峰有降低趋势。

(4)超声表现：局限性的皮肤和皮下组织明显增厚，较周围组织回声增强，可能与黏多糖及黏蛋白浸润，胶原增多有关，但与周围正常组织的分界较明显。内部结构紊乱呈分布不均带状回声，其内另见散在的条状低回声区与皮肤相垂直，部分后方伴轻度声衰减，可能与水肿引起的局部组织炎性改变有关。另外，由于后期皮肤粗厚，皱褶形成，若明显时，可以看到许多深沟样结构，超声检查时表现为 V 形的图像。

所有患者同时行甲状腺检查都可得到甲亢的甲状腺超声表现。

2.胫前黏液性水肿

胫前黏液性水肿是 Graves 病的一种皮肤损害,约占 Graves 病的 5%。

目前认为胫前黏液性水肿是自身免疫性疾病的一种表现,发病机制和浸润性突眼相似,引起突眼的一组抗体或因子参与激活淋巴细胞和刺激成纤维细胞,产生过多黏多糖,后者沉积于真皮层形成病变。

胫前黏液性水肿多发生在胫骨前下 1/3 部位,临床上总结为:①胫前和足背大小不等、边界清晰的结节和肿瘤;②胫前和足背弥漫坚硬非凹陷性。

(四)治疗原则

甲亢初期宜适当休息。低碘、高热量、高蛋白质、高糖、高维生素饮食。在药物治疗方面,主要药物有甲硫咪唑和丙硫氧嘧啶,但有粒细胞减少或缺乏和药疹等不良反应。对于符合条件的患者,可行^{131}I 治疗。甲状腺大部切除术对中度以上的甲亢仍是目前有效的疗法,能使 90%~95% 的患者获得痊愈,手术死亡率低于 1%。手术治疗的缺点是有一定的并发症和 4%~5% 的患者术后甲亢复发,也有少数患者术后发生甲状腺功能减退。

二、甲状腺功能减退症

(一)临床概述

甲状腺功能减退症(简称甲减)是由于多种原因引起的甲状腺素合成、分泌或生物效应不足所致的一组内分泌疾病。

按发病年龄甲状腺功能减退症可分为 3 型:起病于胎儿或新生儿者,称呆小病、克汀病或先天性甲减,可分为地方性和散发性;起病于儿童者,称幼年型甲减;起病于成年者为成年型甲减。按临床表现和实验室检查分为临床型甲减和亚临床型甲减(简称亚甲减)。按发病原因有两种分类方法,分别为先天性甲减和后天性甲减,以及原发性甲减和继发性甲减。

1.流行病学

幼年型甲减和成年型甲减占甲减的 90% 以上。其中又以成年型甲减多见。成年型甲减多见于中年女性,男女之比 1:5~1:10。幼年型甲减一般于3岁发病,6岁后增多,青春期达到高峰,女孩多于男孩。国内呆小病发病率仅为1/7 000,国外资料显示其发病率为 1/3 800~1/3 500。继发性甲减发病率为1/8 500。研究发现高碘地区和低碘地区的发病率无明显差别。

2.病因和发病机制

(1)先天性原因:①甲状腺不发育或发育不良;②合成甲状腺素的一些酶的缺乏;③组织的甲状腺素受体缺陷。

(2)后天性原因:①长期缺碘;②手术时甲状腺全部切除,或切除的甲状腺组织过多;③放射性[131]I治疗时,甲状腺组织破坏过多;④各种甲状腺炎造成甲状腺组织的破坏;⑤抑制甲状腺素生成的药物;⑥下丘脑-垂体病变,促甲状腺素不足。

3.病理解剖

(1)原发性甲减:炎症引起者如慢性淋巴细胞性甲状腺炎、亚急性甲状腺炎、产后甲状腺炎等,早期腺体有大量淋巴细胞、浆细胞浸润,久之滤泡破坏代以纤维组织,残余滤泡上皮细胞矮小,滤泡内胶质减少,也可伴有结节。放射性[131]I、手术引起者,因甲状腺素合成或分泌不足,垂体分泌 TSH 增多,在它的刺激下,早期腺体增生和肥大,血管增多,管腔扩张充血,后期 TH 分泌不足以代偿,因而甲状腺也明显萎缩。缺碘或药物所致者,因甲状腺素合成或分泌不足,垂体分泌 TSH 增多,甲状腺呈代偿性弥漫性肿大,缺碘所致者还可伴大小不等结节;先天性原因引起者除由于激素合成障碍导致滤泡增生肥大外,一般均呈萎缩性改变,甚至发育不全或缺如。

(2)继发性甲减:因 TSH 分泌不足,TH 分泌减少,腺体缩小,滤泡萎缩,上皮细胞扁平,但滤泡腔充满胶质。

4.临床表现

一般取决于起病年龄。成年型甲减主要影响代谢及脏器功能,多数起病隐匿,发展缓慢,有时长达10余年后始有典型表现,表现为一系列低代谢的表现。呆小病初生时体重较重,不活泼,不主动吸奶,逐渐发展为典型呆小病,起病越早病情越重。患儿体格、智力发育迟缓。幼年型甲状腺功能减退症介于成人型与呆小病之间,幼儿多表现为呆小病,较大儿童则与成年型相似。

5.实验室检查

原发性甲减 T_3、T_4 降低,TSH 增高,促甲状腺素释放激素刺激试验呈过度反应。亚甲减 T_4 正常或降低,T_3 正常,TSH 增高。继发性甲减 TSH 水平低下,T_3、T_4 降低,病变在下丘脑者促甲状腺素释放激素刺激试验呈延迟反应,病变在垂体者促甲状腺素释放激素刺激试验无反应。

(二)超声表现

1.二维灰阶图

(1)甲状腺大小和体积:甲状腺大小随不同的病因及方法有所不同。甲状腺发育不良者甲状腺体积明显缩小;缺碘或药物所致者,因甲状腺素合成或分泌不足,垂体分泌 TSH 增多,甲状腺呈代偿性弥漫性肿大;炎症引起者如桥本甲状腺炎引起者,早期因淋巴细胞浸润,可有甲状腺肿大,后期滤泡破坏,代替以纤维组织,体积减小,表面凹凸不平。[131]I 治疗或继发性甲减因腺体破坏,或 TH 分泌减少,腺体缩小,滤泡萎缩,上皮细胞扁平,体积也可减小。手术后因部分或全部切除可见残留腺体,左右叶体积不同。亚急性甲状腺炎急性期后 6 个月有 5%~9%发生甲减,急性期甲状腺体积增加,随访可减少 72%。

(2)甲状腺位置或结构:一般来说甲状腺的位置正常。64%的呆小病患儿有异位甲状腺,超声仅能显示所有异位甲状腺的 21%,敏感性明显比核素扫描低。但也有学者报道灰阶超声探测异位甲状灰阶超声显示甲状腺体积明显缩小腺的敏感性可达 70%。超声发现的异位甲状腺可位于舌、舌下或舌骨与甲状软骨之间的喉前。异位甲状腺组织可能不止一处,也可为两处。15%的病例为无甲状腺。在甲状腺异位或甲状腺缺如的病例,在气管两侧有所谓的"甲状腺空缺区"。部分患儿甲状腺空缺区可见囊肿,大小 2~8 mm,长条形或圆形,单发或多发,内部为无回声或低回声。囊肿在甲状腺空缺区靠近中线分布。这些囊肿可能是胚胎发育过程中后腮体的存留。

(3)边界和包膜:表面包膜欠清晰,不光滑,规则,边界欠清晰,因腺体内有大量淋巴细胞、浆细胞等炎症细胞浸润,滤泡腔内充满胶质,血管增生所致。

(4)内部回声:如果甲减是由桥本甲状腺炎引起,甲状腺实质内部回声有不同程度的降低,较甲亢降低更为明显,多数低于周围肌肉组织回声,部分可呈网络状改变,其产生的病理基础是晚期腺体内出现不同程度的纤维组织增生所致。后期因纤维组织增生也可伴有结节。碘缺乏者个别有单发或散发少数小结节,大者 8~12 mm。多数结节边界清晰,形态规则。

2.多普勒超声

(1)彩色/能量多普勒超声:甲减和亚甲减的多普勒超声表现有很多不同之处。

甲减:Schulz SL 等将甲状腺内血流丰富程度分为 0~Ⅲ级,0 级:甲状腺实质内无血流信号,仅较大血管分支可见彩色血流显示;Ⅰ级:甲状腺实质内散布点状、条状和小斑片状彩色信号,多无融合,彩色面积<1/3;Ⅱ级:甲状腺实质内

散布斑片状血流信号,部分融合成大片彩色镶嵌状,彩色面积为 1/3~2/3;Ⅲ级:甲状腺内布满彩色血流信号,成大片融合五彩镶嵌状,彩色面积>2/3,包括"火海征"。他们报道甲减有 63% 表现为 0 级血供。18% 表现为Ⅰ级血供,12% 表现为Ⅱ级血供,7% 表现为Ⅲ级血供。

彩色血流信号的多少与患者 TGAb 和 TPOAb 水平呈密切相关,随着抗体水平的增加,血流密度也逐渐增加。彩色血流信号的多少还与 TSH 值和甲状腺体积正相关,与甲减的持续时间负相关。例如,Schulz SL 等报道 0 级血供者 TSH 3.1 mE/mL,体积 9.2 mL,甲减持续时间 43 个月,而Ⅲ级血供者 TSH 38.2 mE/mL,体积 34.3 mL,甲减持续时间 10 个月。在新发病例、未经治疗的病例和刚经过短期治疗的病例彩色血流信号较多。可能是与此类患者 TSH 水平较高,甲减持续时间不长有关。

在异位甲状腺的患儿,彩色血流显像可在病灶的内部或边缘,或是舌的内部、边缘或周围探及血流信号(正常新生儿舌不能探及血流信号),其机制尚不明了,可能是在 TSH 刺激下,异位甲状腺呈高功能状态(尽管全身仍呈甲状腺功能减退状态)而刺激局部血供增加。经替代治疗后,血流信号将减少。这种征象也见于甲状腺素生成障碍和抗甲状腺治疗后甲状腺功能减退的患儿。

亚甲减:甲状腺内部血流分布较丰富,血流束增粗,并呈搏动性闪烁,部分可片状融合,重者可融合成大片五彩镶嵌状,几乎布满整个腺体,部分病例亦可呈甲状腺"火海征"。

(2)频谱多普勒。

实质内动脉:Schulz SL 等报道甲状腺实质内动脉的峰值流速,0 级血供者为 22 cm/s,Ⅰ级血供者为 39 cm/s,Ⅱ级血供者为 58 cm/s,Ⅲ级血供者为 68 cm/s。

甲状腺上动脉频谱:①收缩期峰值流速(V_{max})、最低流速(V_{min}):甲状腺上动脉的 V_{max} 与 V_{min} 与正常组相比均增高,但没有甲亢明显。瑞金医院超声诊断科对 115 例甲减患者进行研究,分别以 V_{max}<40 cm/s 对甲减进行判断后发现,以 PSV<40 cm/s 判断的灵敏度、特异性、符合率和约登指数较高,分别为 58.54%、82.99%、80.00% 和 0.41。Lagalla 等报道亚甲减甲状腺上动脉峰值流速(V_{max})为 65 cm/s,甲状腺上动脉流速加快可能是由于亚甲减时血液中 TSH 增加。②阻力指数 RI:亚甲减阻力指数范围较大,RI 介于 0.61±0.19,部分患者舒张期血流速度较快,下降缓慢,阻力指数较低,但与正常甲状腺和甲亢之间没有明显差别。

(三)治疗原则

无论何种甲减,均须用 TH 替代治疗,永久性甲减则须终身服用。临床上常用的有干甲状腺片、左甲状腺素(L-T4)。治疗宜从小剂量开始,逐渐加量,长期维持量一般为每天 60～120 mg 干甲状腺片。原发性甲低的疗效可用血 TSH 水平来衡量。黏液性水肿昏迷者可用 T_3 或 T_4 鼻饲或静脉注射来治疗。

有病因可去除者应进行病因治疗。如缺碘性甲减给予补碘;高碘化物引起的甲减应停用碘化物;药物导致的甲减,减量或停用后,甲减可自行消失;锂盐治疗精神病有 3%～4% 发生甲减,停药可好转;下丘脑或垂体有大肿瘤,行肿瘤切除术后,甲减有可能得到不同程度的改善;亚甲炎、无痛性甲状腺炎、一过性甲减,随原发病治愈后,甲减也会消失。

三、单纯性甲状腺肿

(一)临床概述

单纯性甲状腺肿又称胶样甲状腺肿,是由非炎症和非肿瘤因素阻碍甲状腺素合成而导致的甲状腺代偿性肿大。一般不伴有明显的甲状腺功能改变。病变早期,甲状腺为单纯弥漫性肿大,至后期呈多结节性肿大。

1.流行病学

单纯性甲状腺肿可呈地方性分布,也可散发分布。根据 1994 年世界卫生组织/联合国儿童基金会/国际控制碘缺乏病理事会的定义,发病率超过 5% 时,称为地方性甲状腺肿,发病率低于这个标准则为散发性甲状腺肿。甲状腺肿患病率随年龄增长而直线上升,在流行地区,甲状腺肿的尸检率近 100%。女性发病率高于男性,为男性的 3～5 倍。

2.病因及发病机制

单纯性甲状腺肿的病因多样复杂,有些患者找不出确切的原因。碘缺乏是单纯性甲状腺肿的主要原因。但碘摄入量过高也会引起甲状腺肿。除了碘可致甲状腺肿,环境和食物中的一些其他物质也可以引起单纯性甲状腺肿,如某些食物中合有氰葡萄糖苷,在人体内经消化、吸收,可转化为硫氰酸盐,如黄豆、白菜、萝卜类、坚果、木薯、玉米、竹笋、甜薯、扁白豆等。药物中的硫脲类、磺胺类、硫氰酸盐、秋水仙碱、锂盐、钴盐及高氯酸盐等,可抑制碘离子的浓缩或碘离子的有机化。微量元素过多,如饮用水中含氟过多或含钙过多(如牛奶)或微量元素缺乏,如缺乏锌、硒等都可诱发地方性甲状腺肿。甲状腺素合成中酶的遗传性缺乏是造成家族性甲状腺肿的原因。另外,自身免疫反应也可能引起甲状腺肿。基因

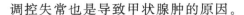

调控失常也是导致甲状腺肿的原因。

3.病理过程

单纯性甲状腺肿的发生发展有呈多中心序贯发生和治疗复旧导致病理过程反复的特点,其过程大致分为3个阶段。

(1)滤泡上皮增生期:甲状腺呈Ⅰ度以上弥漫性肿大,两叶对称、质软略有饱满感,表面光滑。镜下见滤泡内胶质稀少。

(2)滤泡内胶质储积期:甲状腺对称性弥漫性肿大达Ⅱ度以上,触诊饱满有弹性。大体颜色较深,呈琥珀色或半透明胶样。镜下见滤泡普遍扩大,腔内富含胶质。

(3)结节状增生期:单纯性甲状腺肿的晚期阶段,甲状腺肿大呈非对称性,表面凹凸不平,触诊质硬或局部软硬不一。镜下见大小不一的结节状结构,各结节滤泡密度及胶质含量不一。发病时间长的患者,结节可发生出血囊性变或形成钙化等退行性变。

4.临床表现

单纯弥漫性甲状腺肿一般是整个甲状腺无痛性弥漫性增大,患者常因脖颈变粗或衣领发紧而就诊,触诊甲状腺质软,表面光滑,吞咽时可随喉上下活动,局部无血管杂音及震颤。

结节性甲状腺肿甲状腺两侧叶不对称的肿大,患者自感颈部增粗,因发现颈部肿块,或因结节压迫出现症状而就诊,较单纯弥漫性甲状腺肿更易出现压迫症状。甲状腺肿一般无疼痛,结节内出血则可出现疼痛。触诊可及甲状腺表面凹凸不平,有结节感。结节一般质韧,活动度好,可随吞咽上下活动。

5.实验室检查

实验室检查 T_3、T_4、TSH 在正常范围。尿碘中位数可能过高(>300 UI/L),也可能降低(<100 UI/L),因为缺碘与高碘都是甲状腺肿的病因。

(二)超声表现

1.单纯性弥漫性甲状腺肿

单纯性弥漫性甲状腺肿是单纯性甲状腺肿的早期阶段,甲状腺两叶呈对称性弥漫性肿大,重量可达 40 g 以上。轻者只有触诊或超声检查才能发现,重者可见颈前突出甚至出现压迫症状。

正常甲状腺每叶长 3～6 cm、宽 1～2 cm、厚 1～2 cm。峡部通常厚约 2.0 mm。单纯弥漫性甲状腺肿早期仅表现为滤泡上皮的增生肥大,从而导致甲状腺弥漫性均匀性增大,腺体内无结节样结构。超声最主要的征象是甲状腺不同程度的增大,呈对称性、均匀弥漫性肿大,常较甲亢增大为明显,甚至3～5倍至10倍以上。一般临床工作中常用甲状腺前后径线来简易评估甲状腺的大小,因为这个径线和甲状腺的体积相关性最佳。

单纯弥漫性甲状腺肿的早期内部回声可类似正常,无明显变化。随着甲状腺肿的增大,则回声较正常甲状腺回声高,其内部结构粗糙,实质回声变得很不均匀。这是因为在甲状腺,声界主要由细胞和胶质反射形成。正常甲状腺含胶质量较多,含细胞成分相应较少,显示为均质的超声图像,回声较周围的肌肉组织为低。当细胞成分占优势,胶质较少时,超声波显示弥散的降低回声,提示声波反射少。

单纯弥漫性甲状腺肿继续发展呈弥漫性胶样甲状腺肿的改变,大多数声波遇上细胞-胶质分界面时成直角声波反射而无任何分散,显示回声较高。进一步可使滤泡内充满胶质而高度扩张,形成多个薄壁的液性暗区,正常甲状腺组织显示不清,甲状腺后方边界变得不清楚。缺碘和高碘引起甲状腺肿大两者有一定的差别:高碘甲状腺肿边缘清晰,有不均匀的回声,低碘甲状腺肿边缘模糊,有均匀的回声。

彩色多普勒超声示腺体内可见散在性点状和少许分支状血流信号(因仪器不同而已),较正常甲状腺血流信号无明显增多。甲状腺上动脉内径正常或稍增宽,频谱多普勒示甲状腺上动脉血流可以表现为增加,但与甲状腺增生的程度无相关性。脉冲多普勒 PWD,频谱参数与正常组接近,频带稍增宽,收缩期峰值后为一平缓斜坡,与甲亢的表现有明显的不同。也有学者对碘缺乏地区甲状腺肿患儿的甲状腺血流进行了定量及半定量研究,发现患儿甲状腺血管峰值流速SPV 增高,阻力指数 RI 降低。

2.单纯性结节性甲状腺肿

结节性甲状腺肿是单纯性甲状腺肿发展至后期的表现。甲状腺在弥漫性肿大的基础上,不同部位的滤泡上皮细胞反复增生和不均匀的复旧,形成增生性结节,亦称腺瘤样甲状腺肿,其结节并非真正腺瘤。结节一般多发,巨大的结节形成,可使甲状腺变形而更为肿大,可达数百克,甚至数千克以上,又称多发性结节性甲状腺肿。

(1)灰阶超声。结节外的甲状腺:①甲状腺形态及大小,以往认为结节性甲状腺肿的典型声像图表现是甲状腺两叶不规则增大伴多发性结节。甲状腺呈不同程度增大,多为非对称性肿大,表面凹凸不光整。但随着高分辨率彩色多普勒超声普遍用于甲状腺检查,不少病例的甲状腺大小在正常范围,仅发现甲状腺结节。根据某医院 2007—2008 年间由外科手术且病理证实为结节性甲状腺肿的 186 例患者(排除非首次手术患者 36 例)中的 150 例患者的术前超声检查,其中甲状腺左右两侧叶呈对称性肿大的仅占 7.3%(11 例),而左、右叶单侧肿大呈不对称性的占 31.3%(47 例),还有 61.3%(92 例)甲状腺大小在正常范围内。而且,在平时的工作也发现,甲状腺大小在正常范围内的患者占很大比例,正因如此,这部分患者并不会出现压迫症状而甚少进行外科手术,大多采取超声随访,但这些其实都是结节性甲状腺肿。这都表明了以往认为结节性甲状腺肿的诊断标准由体积增大和结节形成的观点随着人群甲状腺普查率的增高也应有所改进,体积是否增大已不能作为判别结节性甲状腺肿的必要条件,即结节性甲状腺肿的体积不一定增大。这样,结节形成就成为诊断的标志。另外,150 例结节性甲状腺肿患者中,峡部正常的有 48 例,占 50.7%,峡部饱满的有 74 例,占 49.3%,峡部增厚的有 28 例,占 18.7%,增厚的峡部平均厚约 6.47 mm,最厚的约 18.8 mm。

②甲状腺回声:甲状腺实质的腺体回声通常稍增粗,回声增高,分布尚均匀或均匀的,有时可不均匀,并可见散在点状或条状回声,这种实质回声的表现是由于甲状腺组织在弥漫性增生基础上的不均匀修复,反复的增生复旧致结节形成,而结节间组织的纤维化所致。根据瑞金医院对上述 186 例病理证实为结节性甲状腺肿患者的分析,大部分甲状腺实质呈中等回声,约占 86.0%,回声降低的占 14.0%;回声不均匀的占了 88.2%,这可能与接受手术的患者一般病程较长,增生复旧明显有关,但在实际的临床工作中,甲状腺回声不均匀的比例并没有这么高。而结节布满甲状腺时,则无正常甲状腺组织。

甲状腺结节。①结节大小及形态:结节形态一般规则,多呈圆形或椭圆形,也有的欠规则。大小不一,几毫米的微小结节至数十毫米的巨大结节均有报道,巨大的结节重达数千克。超声对 1 cm 以下的结节敏感性较 CT 和核素扫描高,但对胸骨后甲状腺肿的结节扫查受限。根据学者的经验表明,现今的超声诊断仪分辨率足以显示 5 mm 以下的微小结节,对 1~2 mm 的结节也很敏感。②结节边界:边界清晰或欠清晰,当结节布满整个甲状腺时,各结节间界限变得模糊不清。绝大多数无晕环回声,文献报道有 11.76% 的结节性甲状腺肿患者可出现晕环。时间长的结节或比较大的结节由于挤压周围组织而形成包膜,这并非结节自身真正的包膜,故一般不完整,较粗糙。学者的研究也表明,结节性甲状腺肿的结节边界一般欠清晰,占 82.3%,结节边界不清晰的也占 15.6%,有时需与甲状腺癌做鉴别。③结节数目:结节性甲状腺肿的增生结节占甲状腺所有结节的80％～85％。多发结节占大多数,其数目变化很大,可为一侧叶多个结节或两侧叶多个结节,甚至可以布满整个甲状腺。文献报道的单发结节绝不鲜见,可占22％～30％,需与腺瘤和癌做鉴别。根据结节数目可将结节性甲状腺肿分为3型,即孤立性结节型、多发性结节型及弥漫性结节型。孤立性结节型:超声检查甲状腺内见单发性的结节,大小不等,呈圆形或椭圆形。体积较大者见其内有多个结节组成,局部甲状腺组织增大、隆起。大部分结节边界清晰,也有的欠清晰。结节性甲状腺肿是一个慢性的病理发展过程,所谓的孤立性结节,只是一个超声上的分类,甲状腺实质内可能还存在其他微小结节,只是超声分辨率不足以将其显示。多发性结节型:占绝大多数,甲状腺内出现两个以上结节,大小不等。本组占96.2％。可以是一侧叶多个结节或两侧叶多个结节,实性、囊性、囊实混合性结节均可见,回声多为中等偏强也可呈低回声,结节形态特征与孤立性结节型相同,结节内可出现不同性质的退行性变。结节有多形性和多源性的特点,所以同一甲状腺内不同结节的大小、形态、内部回声等可呈不同表现。弥漫性结节型:甲状腺体积明显不对称肿大,表面凹凸不平,内布满大小不等的结节,结节间界限不清,结节内、外回声相似,看不到正常甲状腺回声,此型更容易出现退行性变,如散在不规则液化区和钙化斑。有的结节融合呈大片状钙化,结节边界不清,无完整包膜。本组中有5例为弥漫性结节型,其声像图表现非常有特点,甲状腺包膜不光整,实质内满布大小不等的结节,看不到正常的腺体回声,结节间有的以低回声分隔,有的以高回声分隔,有的没有明显边界,呈现"结中结"的现象。这种弥漫性结节型的甲状腺肿,要与甲状腺弥漫性病变区分。④结节内部回声:与病理改变的不同阶段有联系,多为无回声或混合性回声,低回声、等回声及高回声也均可见。病变早期,以"海绵"样的低回声多见,此期结节内滤泡增大,胶质聚集。此期患者多采取内科治疗,故手术送检病理较少,占3.8％～7.0％。病变发展程度不一时,则表现为由低回声、无回声及强回声共同形成的混合性回声。无回声和混合性回声结节是病变发展过程中结节继发出血,囊性变和钙化等变性的表现。实性结节或混合性结节中的实性部分多为中等偏高回声,占53.8％,回声大多欠均匀或不均匀,亦可比较均匀。

甲状腺肿结节的钙化表现为典型的弧线状、环状或斑块状,较粗糙,声像图上表现为大而致密的钙化区后伴声影。这与甲状腺乳头状癌的微钙化不同。根据超声表现的内部回声大致分为实性结节、实性为主结节、囊性为主结节3类。

囊性变结节按液体的成分不同可分为3种类型:胶质性囊肿、浆液性囊肿和出血性囊肿。①胶质性囊性变多见于胶质结节,主要由于甲状腺滤泡过度复旧,破裂融合所致。结节内可见典型的"彗星尾"伪像。②浆液性囊性变多由于间质水肿，液体聚集，扩张膨胀形成，结节呈一致性无回声。③出血性囊性变是由于动脉管壁变性，导致滤泡内和间质内的出血所致，无回声内可出现细小点状回声或液平。

（2）多普勒超声：彩色多普勒血流成像（color Doppler flow imaging，CDFI）显示腺体内散在点状和分支状血流信号，与正常甲状腺血流信号相比，无明显增多。腺体血流信号也可增多，此时可见粗大纤囊性结节，边界清，结节内部可见细小点状回声漂浮，结节内通常表现为常无血供或少血供（但是年轻患者生长迅速的增生结节除外），结节内无明显的中央血流，原因可能是增生的结节压迫结节间血管、结节内小动脉壁增厚及管腔闭锁，结节供血不足所致。液化的结节也无血流可见。有学者认为直径大于 10 cm 的实性结节当多切面扫查，内部仍无血流信号时，结甲可能性大。然而，由于现代彩色/能量多普勒技术的进展，对低速血流的敏感性提高，大量的甲状腺结节同样可见病灶内血流信号，因而将"单独的病灶周边血流信号"作为良性病变的特征已经不再合适。结节周边可有也可无环形血流。

（三）治疗原则

1.单纯性甲状腺肿的治疗原则

缺碘是弥漫性甲状腺肿大的主要原因，全球实行食用盐加碘措施后，发病率较以往大大下降，防治作用显著。但同时也出现了碘过量而造成甲状腺肿的情况。故补碘不能一概而论，应当结合地方实际情况实施并对人群尿碘及甲状腺肿情况进行随访。青春期的弥漫性甲状腺肿是甲状腺素需要量激增的结果，多数在青春期过后自行缩小，无须治疗。对于早期轻中度甲状腺肿无须外科手术，服用碘化钾或甲状腺素片即可。高碘甲状腺肿与缺碘甲状腺肿发病机制不同，补充甲状腺素无效。

当弥漫性甲状腺肿出现呼吸困难、声音嘶哑等压迫症状应手术治疗，若无症状但 X 线检查气管有变形或移位，或喉镜检查已确定声带麻痹，也应采取手术治疗。胸骨后的甲状腺肿也应手术治疗。巨大的单纯性甲状腺肿，虽未引起压迫症状，但影响生活和劳动，也应予以手术切除。

2.结节性甲状腺肿的治疗原则

以预防为主，因结节性甲状腺肿是病变的晚期表现，可能出现自主性高功能病灶，在排除高功能结节可能后，可采用甲状腺素治疗，剂量亦偏小，但其疗效不大，只有 20%～40% 的结节可缩小，且不能治愈。[131]I核素治疗剂量难以控制，且有发生结节突然增大的可能,故一般不采取。由于结节性甲状腺肿以多发结节为主,手术摘除甲状腺后需长期服甲状腺素以维持甲状腺功能,剂量常难以调节,故手术的指征是甲状腺内有直径＞2 cm 的结节,出现压迫症状或结节性甲状腺肿继发功能亢进或结节疑有恶变。

第二节　结节性疾病

一、甲状腺腺瘤

(一)流行病学、病因及病理

甲状腺腺瘤起源于甲状腺滤泡(上皮)组织,是甲状腺最常见的良性肿瘤。甲状腺腺瘤的确切病因尚不清楚,可能与放射性有关,并发现在地方性甲状腺肿的流行地区甲状腺腺瘤的发病率明显增高。临床上难以确定甲状腺结节的性质,即使病理活检,有时甲状腺腺瘤与结节性甲状腺肿、滤泡性腺瘤与滤泡性甲状腺癌也不易明确辨认。因此,甲状腺腺瘤确切的发病率难以精确统计。

根据甲状腺腺瘤的组织形态可分成滤泡性腺瘤和非滤泡性腺瘤两大类,其中滤泡性腺瘤最常见,又可分成以下亚型:胶样腺瘤、单纯性腺瘤、胎儿型腺瘤、胚胎型腺瘤、嗜酸细胞腺瘤(又称 Hürthle 细胞腺瘤)、非典型腺瘤、毒性(功能亢进)腺瘤等。

(二)临床表现

病程缓慢,病变早期临床表现往往不明显,一般无自觉症状,多数在数月到数年甚至更长时间,因稍有不适或肿块达到 1 cm 以上甚至更大而发现。多为单发,少数为多发性,可发生于正常甲状腺和异位甲状腺,呈圆形或椭圆形,表面光滑,边界清楚,质地坚实,与周围组织无粘连,无压痛,可随吞咽上下移动。巨大瘤体可产生邻近器官受压征象,但不侵犯这些器官,如压迫气管,使器官移位。有少数患者因瘤内出血可引起颈部局部不适或疼痛,出现颈部肿块或原有肿块近期增大。病史较长者,往往因钙化而使瘤体坚硬;毒性(功能亢进)甲状腺腺瘤患者往往有长期甲状腺结节的病史,早期多无症状或仅有轻度的心慌、消瘦、乏力,随病情发展,患者表现为不同程度的甲状腺功能亢进症状,个别可以发生甲亢危象。

（三）实验室检查或其他检查

除毒性（功能亢进）腺瘤外，甲状腺各项功能、甲状腺吸^{131}碘率多为正常，功能自主性甲状腺腺瘤可以偏高。在核素显像中，甲状腺腺瘤有不同的功能，甲状腺腺瘤可表现为"热结节""温结节"或"凉、冷结节"，其中以"凉、冷结节"为主。

（四）超声表现

Hegedus 等认为超声声像图特征的综合分析比单一声像图作为诊断依据的准确性高，但是，良恶性特征交叉明显。造成以上问题的因素包括超声仪器不同、影像医师或内科医师的经验和超声诊断良恶性结节的标准不同等。为避免超声检查过程中不同观察者间不必要的误差，必须不断完善甲状腺结节特征的非标准化问题。以下我们结合文献和经验分析甲状腺腺瘤灰阶超声和彩色多普勒超声等各项特征，希望对临床的诊断工作提供一定的指导意义。

1. 灰阶超声

（1）结节位置和大小：甲状腺腺瘤多为单发，多见于女性，左、右侧叶的发生率无明显差异，发生于峡部者及双侧叶少见，极少部分可以异位。后方回声不衰减，随吞咽上下活动度好，甲状腺腺瘤不伴周围浸润及颈部淋巴结肿大。Deveci 等依据超声测量将肿块大小分为 5 组：A 组为 1.0 cm 以下，B 组为 1.1～2.0 cm，C 组为 2.1～3.0 cm，D 组为 3.1～5.0 cm，E 组为 5.0 cm 以上，大多数甲状腺腺瘤的大小为 B 组和 C 组，并认为除了大小≤1.0 cm 的肿块测量一致性为 78.5%，超声对良恶性甲状腺结节的测量与术后大体标本的一致性≤50%。

（2）结节形状：甲状腺腺瘤瘤体呈圆形、卵圆形或椭圆形，瘤体的形状与肿瘤所处位置及大小有关，位于峡部及较大的肿块多呈椭圆形，较小，而位于两侧叶的结节则多呈圆球形。另外，瘤内出血的肿块也多趋圆球形。Moon 等的研究发现大多数腺瘤的 A/T<1，证明了良性结节平行于正常组织平面生长的事实。这里所讲的横径并不单纯指横断面上的内外径，其也可指纵断面上的上下径。

（3）结节边界、边缘和声晕：一般认为甲状腺腺瘤边界清楚，绝大部分有包膜，较完整，边缘可见特征性的声晕，等回声的腺瘤可通过声晕发现。典型的声晕薄而光滑。声晕的检出率各家报道差别非常大，可能与对声晕的判定标准不一有关。Solbiati 等发现结节周围无回声声晕可见于 36% 的甲状腺结节内，且在良性病灶中出现的频率远多于恶性（86% vs 14%）；等回声病灶伴声晕很容易判断为良性病灶。据 Solbiati 等报道，恶性肿瘤伴有声晕的比率也很高（53%），因此虽然声晕的检出对腺瘤的诊断有较大意义,但发现声晕并不一定就能确诊腺瘤,已发现甲状腺乳头状癌也可出现声晕,少数结节性甲状腺肿的结节亦可有声晕。目前认为,声晕是由于小血管围绕或周边水肿、黏液性变等原因所致。有学者认为,声晕在不同病例可有不同的病理改变。除血管外,包膜外甲状腺组织的受压萎缩,周围组织的炎性渗出,间质水肿,黏液性变,包膜与周围甲状腺组织的粘连及包膜本身等病理变化均与晕环的产生有关,这可解释临床上部分晕环检测不到环形血流信号的现象。

(4)结节内部回声:从超声声像图上,甲状腺腺瘤可分为3个类型——实性、囊实性和囊性;相对于周围正常甲状腺实质和肌肉回声可将实质回声分成极低回声、低回声、等回声和高回声。文献报道,甲状腺腺瘤以实质性等回声和实质性高回声为主,并认为等回声图像对诊断很重要,73%的等回声结节被手术和病理证实是腺瘤或腺癌。回声图像和病理表现间的关系可以解释它与正常的腺体非常相似的原因,不同病理类型腺瘤的声像图差异性主要表现在内部回声。有研究指出,腺瘤回声的强弱、均匀程度与其病理组织学特征有关:细胞和滤泡较大、胞质较丰富、排列疏松的腺瘤,其回声较低;细胞和滤泡较小、排列紧密者,其回声较高;间质含较丰富的血管和纤维组织者,回声较高。

较大腺瘤可发生退行性变,包括囊性变、出血、坏死、钙化或乳头状增生。当发生囊性变或出血时,内部出现不规则无回声,呈混合性。囊性变区域范围不一,囊性变区域较小时表现为腺瘤内小片状无回声区,囊性变区域较大时囊腔可占据整个肿瘤,部分形成分隔状或囊壁处残存少量实性回声,部分囊壁可见乳头状或团块形突起。囊内出血常导致结节内无回声区透声较差,囊腔内见悬浮状态的细小斑片状或片絮状增强回声。

(5)结节钙化:12%～27%滤泡状腺瘤可出现钙化,甲状腺良性病变内的钙化为血肿吸收后在结节的壁上出现粗糙钙化或者少数患者出现血肿内部纤维充填。文献报道显示钙化在男女之间无明显差异,说明不同性别的钙化发生机制是相同的。而且,Kakkos等以40岁为界,<40岁的患者甲状腺内钙化的发生率明显>40岁以上的患者。由于样本不同、仪器不同、对钙化的分类方法不同,以及不同观察者对同一钙化类型认识和理解的不同,甲状腺腺瘤的超声钙化发现率各家报道不一。目前还没有统一的钙化大小的标准,2008年Moon等将甲状腺内的钙化分为微钙化、粗钙化和边缘钙化3种类型,其中强回声>1 mm称为粗钙化,并将沿结节周围呈弧形或蛋壳样钙化称为边缘钙化(图6-5)。而这种粗钙化和边缘钙化多见于良性结节。虽然多数学者同意微钙化在甲状腺癌中的发生率明显高于腺瘤等良性结节,但是粗钙化也同样可见于恶性结节中。

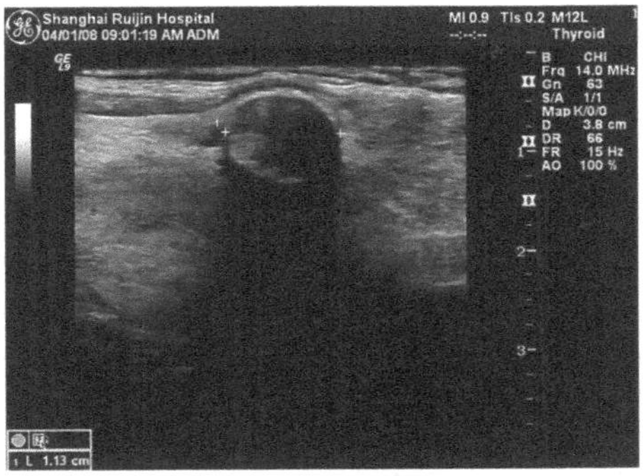

图 6-5 结节性甲状腺肿灰阶超声显示
纵断面显示结节边缘蛋壳样钙化

2.多普勒超声

甲状腺是血供丰富的内分泌腺体,甲状腺上皮细胞能产生血管生成因子如血管内皮生长因子、胎盘生长因子或成纤维生长因子,这些因子在炎症和肿瘤状态下可引起相应的血流改变,利用彩色多普勒及能量多普勒超声能清晰反映甲状腺结节的血流变化。Fukunari 等利用彩色多普勒超声将甲状腺结节的血流情况分成Ⅰ、Ⅱ、Ⅲ、Ⅳ级。Ⅰ级:①结节内没有血流;②Ⅱ级:彩色血流仅可见于结节的周边;③Ⅲ级:血流穿入肿瘤,血供中等;④Ⅳ级:多支血流穿入肿瘤,血流供应丰富,并将Ⅰ级和Ⅱ级认为是良性的,Ⅲ级和Ⅳ级认为是恶性的,其敏感性为88.9%,特异性为 74.2%,准确率为 81.0%。

Varverakis 等发现对于有血流信号的结节来说,周边血流常见于良性结节($P<0.01$,特异性$=0.77$,敏感性$=0.46$),并认为结节无血流信号不能排除恶性的可能性,因为血流信号主要取决于结节的大小而不是组织学特征。而Foschini等利用彩色多普勒超声将甲状腺结节的血流情况分成结节内没有血流信号、结节周围见血流信号,以及结节内见血流信号 3 种类型,并发现正常甲状腺、胶样甲状腺肿、甲状腺滤泡性肿瘤、甲状腺乳头状癌等具有各自不同的血流分布特点,发现彩色多普勒超声结合三维立体显微镜检查可以反映各种不同病理状态下的甲状腺血流变化。虽然滤泡性肿瘤内部多见粗大血管,但是没有发现彩色多普勒超声血流类型上滤泡性腺瘤和滤泡状癌之间有何差异。

Fukunari 等发现腺瘤样增生和滤泡性腺瘤、滤泡状癌的搏动指数存在显著差异($P<0.01$)。de Nicola 等认为以甲状腺结节内血流信号阻力指数(RI)0.75为临界值,准确性、特异性和阴性预测值很高,分别是 91%、97%、92%,而敏感

性和阳性预测值较低,分别是 40％和 67％,腺瘤样增生结节内 RI 为 0.588、腺瘤为 0.662,恶性结节为 0.763($P<0.001$),但是 Yazici 等分析 123 位 7～17 岁健康儿童甲状腺上动脉的 PI、PSV 与年龄、身高及体重等因素正相关,而 RI 与年龄、身高及体重等因素负相关,因此甲状腺结节内的血流信号包括血流速度及阻力指数等脉冲多普勒参数对鉴别诊断的意义有待进一步大样本研究。

(五)治疗原则

长期以来,甲状腺腺瘤的治疗以开放性外科手术为主,包括单纯腺瘤摘除、甲状腺叶次全切除术、甲状腺叶全切术和甲状腺全切术或亚全切术。但是近年来,内镜手术法也成为一种被患者普遍接受的新型的甲状腺腺瘤手术方法。而超声引导穿刺注入硬化剂治疗甲状腺腺瘤方法简便,可重复治疗,术中创伤小,痛苦少,患者易接受,是一种安全有效的治疗方法。其机制是无水酒精可使细胞脱水,蛋白质发生凝固性坏死,进一步纤维化钙化。

毒性(功能亢进)腺瘤治疗方面要根据患者是否有甲亢,若患者血中 T_3、T_4 均正常又无甲亢症状,且腺瘤又无压迫症状,可以留待观察;当患者有甲亢症状,血中 T_3、T_4 升高或患者因腺瘤较大有压迫症状和体征时可考虑外科手术摘除或服[131]碘治疗。患者若甲亢症状明显,术前应认真准备,手术操作中应避免过多挤压腺瘤,使血液循环中甲状腺素浓度突然升高,引起甲亢危象,或原有心脏病者引起心律失常。

二、甲状腺癌

甲状腺癌是最常见的内分泌系统恶性肿瘤,按细胞来源可分为滤泡上皮细胞源性甲状腺癌和 C 细胞源性甲状腺癌两类。滤泡上皮细胞来源甲状腺癌又有分化型甲状腺癌和未分化型甲状腺癌之分,前者包括乳头状癌和滤泡状癌。发生于神经内分泌 C 细胞的称髓样癌。

(一)临床概述

甲状腺癌占所有恶性肿瘤的 1％,占男性癌症的 0.5％,女性癌症的 1.5％。94％为分化型甲状腺癌,5％为甲状腺髓样癌,属神经内分泌肿瘤,其余的 1％为未分化型甲状腺癌,通常由分化型癌去分化而形成。

甲状腺癌的发病机制至今尚未完全明了,缺碘、辐射、家族因素、遗传和基因缺陷皆是甲状腺癌的发病因素。其他甲状腺病变,如结节性甲状腺肿、甲状腺功能亢进、桥本甲状腺炎也可能和甲状腺癌有关。另外,家族性腺瘤性息肉病、乳腺癌、Cowden 综合征和甲状腺癌也有密切关系。

不同类型甲状腺癌的病理特点、人群分布、临床表现、恶性程度、转移规律及预后有较大差别。同一类型甲状腺癌在不同人群的表现也不尽相同。

1.乳头状癌

(1)流行病学:乳头状癌占甲状腺癌的 75.5%～87.3%,女性多于男性,2.6：1～4：1,发病年龄 10～88 岁,平均 41.3 岁,在 30～40 岁女性比例明显增加。

(2)病理:肿瘤切面呈灰白色,实性,中心部分可见纤维化,大肿瘤可见囊性结构。光镜下可见复杂分支状乳头,含纤维血管轴心。40%～50% 的乳头状癌可见砂粒体。根据不同的组织学特点,乳头状癌可分为几种亚型,包括滤泡型、弥漫硬化型、柱状细胞癌、高细胞癌、嗜酸性细胞乳头状癌、Warthin 瘤样肿瘤、伴有结节性筋膜炎样间质的乳头状癌、筛状乳头状癌及辐射引起的儿童甲状腺癌。

(3)临床表现:临床上大多数乳头状癌首先表现为甲状腺结节,常在体检时或由他人发现。首先发现颈部淋巴结肿大的患者也不在少数。肿大淋巴结常出现在病变甲状腺的同侧颈部,也可出现在上纵隔,还可出现对侧颈部淋巴结转移。据 Carcangiu 等报道(1985 年),乳头状癌 98.7% 首先表现为颈部异常,67.2% 位于甲状腺内,13% 为甲状腺和颈部淋巴结异常,19.7% 仅出现颈部淋巴结异常。

2.滤泡状癌

(1)流行病学:滤泡状癌的发病率居甲状腺癌的第二位,占 9.9%～16.9%,女性发病率高于男性,2.3：1～4.7：1,从青春期到 45～49 岁,滤泡状癌的发病率稳定上升,60～70 岁出现发病率再次上升。本病好发于地方性甲状腺肿患者,碘缺乏或继发性 TSH 刺激可能和肿瘤的发病有关。

(2)病理:滤泡状癌恶性程度较乳头状癌高,血行转移率高,淋巴结转移少。可分为包裹性血管浸润型和浸润型,前者肉眼观类似甲状腺滤泡性腺瘤,后者可侵占大部分甲状腺组织,并蔓延至包膜外,与周围组织粘连。两型皆可有出血、坏死、囊性变、纤维化和钙化。镜下变化较大,从分化极好如正常甲状腺滤泡到明显恶性的癌,其间有过渡型。

(3)临床表现:临床上大多数滤泡状癌表现为单发的无痛性甲状腺结节,仅极少数患者出现声嘶、吞咽困难或颈部压迫感。颈部淋巴结累及少见,但有 10%～20% 的患者首先表现为肺或骨转移。

3.髓样癌

(1)流行病学:占甲状腺癌的 2.8%～3.3%,女性稍多于男性,随年龄增大,发病率缓慢上升,在 70～74 岁达高峰。

(2)病理:由于髓样癌源于滤泡旁 C 细胞,故多数位于甲状腺上半部,包膜可有可无,切面灰白,质地实性,可因钙化而有沙砾感。镜下肿瘤可呈典型内分泌肿瘤样结构,或形成实性片状、细胞巢、乳头或滤泡样结构。间质常有淀粉样物质沉着。

(3)临床表现:约 80% 为散发性,其余约 20% 为遗传性肿瘤。见于 3 种类型:多发性内分泌腺瘤 MEN Ⅱ A 型、MEN Ⅱ B 型及家族性甲状腺髓样癌。51.8% 在初诊时肿瘤局限于甲状腺,31% 出现局部淋巴结转移,13.6% 出现远处转移。少数患者出现吞咽困难、淋巴结转移或喉返神经侵犯表现,尚可出现和降钙素、促肾上腺皮质激素、肠血管活性多肽或 5-羟色胺释放相关的临床效应。

4.未分化癌

(1)流行病学:未分化癌占甲状腺癌的 1.6%,女性男性比例 1.5∶1,50～60 岁之后发病率上升,并随年龄增大呈不断增加,平均年龄 67 岁。

(2)病理:未分化癌肿块巨大,呈广泛浸润性生长,浸润至周围软组织,无包膜,质硬而实,灰红或暗红,出血坏死常见。镜下肿瘤的一部分或全部由未分化细胞组成,可找到分化较好的甲状腺癌如滤泡状或乳头状癌成分。

(3)临床表现:未分化癌约 75% 首先表现为颈部迅速增大肿块,常出现颈部和纵隔淋巴结肿大,导致上呼吸消化道压迫或阻塞症状,36% 出现呼吸困难,30% 出现吞咽困难,28% 出现声嘶,26% 出现咳嗽,17% 出现颈部疼痛。初诊时即有 15%～20% 出现远处转移,常见转移部位是肺和胸膜。

(二)超声表现

1.甲状腺乳头状癌

(1)单纯乳头状癌:根据不同的组织学特点,乳头状癌可分为多种亚型,这里所讲的单纯乳头状癌特指弥漫硬化型之外的其他类型乳头状癌。

甲状腺乳头状癌可以是单灶性也可以是多灶性,根据手术发现,多灶性乳头状癌的患病率为 28.7%～46%,多灶性微小乳头状癌的患病率为 20%～28.7%。超声上 A/T≥1 是诊断单纯乳头状癌较具特异度的指标,特异度可达 92.5%,敏感度为 15%～74.1%。51%～79.2% 癌灶边界模糊,21.5% 乳头状微小癌边界模糊。边界模糊是生物学上具侵袭性乳头状癌的重要超声特征,超声显示边界模糊诊断肿瘤侵犯的敏感度为 84%,特异度 31%,对于这些病例需仔细随访。边界模糊的乳头状微小癌41.9%超声可探及颈侧区淋巴结转移,而边界清晰者仅3.7%。边缘不规则可能也代表了肿瘤的侵袭性,63%～92.9%乳头状癌边缘不规则,但Chan等报道有高达93%的乳头状癌边缘规则,这可能是由于在定义边缘规则或不规则时标准不一、评判时有较大主观性所导致。7%～26%的病灶可发现低回声声晕,声晕常不完整,厚度不均,据Jeh等的数据,乳头状癌近半数的声晕为厚声晕。声晕的形成和肿瘤的包膜有关,超声显示声晕诊断肿瘤具备包膜的敏感度为42%,特异度为88%。根据有关资料,乳头状癌29.8%A/T≥1,51.2%边界模糊,85.1%边缘不规则,23.8%出现声晕,这些声晕的85%不完整,85%厚度不均匀。

85%～98.4%的乳头状癌表现为实性结节,0.8%～10%为实性为主结节,0～6%为囊性为主结节。病理上乳头状癌约1/3可出现囊性变,但超声显示的数量明显要少,这可能和囊性变区域太小超声无法显示有关。乳头状癌结节中超声仅检出3.7%的结节伴有囊性变。文献报道,超声显示的囊性变诊断病理上囊性变的敏感度为42%,特异度为79%。部分囊性为主的乳头状癌表现为不规则实性成分凸向囊腔,在实性部分有点状钙化强回声,此即"囊内钙化结节征",这一征象是诊断囊性乳头状癌非常特异的指标。

和邻近甲状腺组织回声相比,单纯乳头状癌86%～89%表现为低回声,如果和颈长肌相比较,则12%的乳头状癌表现为极低回声,高回声甲状腺乳头状癌罕见,仅占0～2%。52%～100%结节回声不均匀。

在显微镜下评估乳头状癌时,常可发现钙的沉积,这可能是因为砂粒体或粗糙的颗粒状不规则钙化沉积所致。超声上点状强回声诊断微钙化敏感度为50%,特异度52%。乳头状癌30%～42%显示微钙化,4%～28%显示粗钙化,1.6%～2%显示边缘钙化。乳头状微小癌的微钙化发生率小于较大的乳头状癌,超声上20.8%～25.2%乳头状微小癌出现微钙化,38.7%出现粗钙化。超声上甲状腺乳头状癌80.4%出现钙化,76.2%的结节出现微钙化,20.2%的结节出现粗钙化,和文献报道不同,我们的研究显示乳头状微小癌结节的钙化发生率高于乳头状临床癌(指直径>1 cm的乳头状癌)。

甲状腺乳头状癌中的滤泡型亚型的超声表现须引起关注,部分滤泡型乳头状癌具备甲状腺乳头状癌的典型超声表现,但也有部分滤泡型乳头状癌和滤泡状腺瘤或腺瘤样结节性甲状腺肿的超声表现相似,Komatsu等认为当细针穿刺抽吸术提示乳头状癌而超声提示滤泡状肿瘤时,要考虑滤泡型乳头状癌的可能。

Chan等发现78%的乳头状癌在彩色多普勒超声显示为中央血管为主型血

管模式,22%表现为边缘血管为主型血管模式,Cerbone 等的研究证实乳头状癌95%出现中央血管,而 Yuan 等的研究发现 84%的乳头状癌呈中央血管和边缘血管同时出现的混合型血供。从以上研究者的结果似乎可得出这么一种结论,即中央血管是乳头状癌的重要血供特点。然而根据对乳头状癌结节的分析,甲状腺乳头状癌 50.6%呈单纯边缘型血管,12.5%呈边缘为主型血管,33.9%呈边缘血管和中央血管丰富程度相似的混合型血管。

(2)弥漫硬化型乳头状癌:是甲状腺乳头状癌的一种罕见变型,约占甲状腺乳头状癌的 1.8%。在组织学上,特征性地表现为甲状腺被弥漫性累及,出现广泛纤维化、鳞状上皮化生、严重淋巴细胞浸润和多发砂粒体。43.4%弥漫硬化型甲状腺乳头状癌合并甲状腺炎,而单纯性甲状腺乳头状癌仅 10.7%。年龄 10~57 岁,平均 27~29 岁,60%＜30 岁,好发于女性。患者颈部常可触及肿块,可出现声嘶、压迫感,80%～100%出现颈部淋巴结转移。行甲状腺全切术治疗,术后放射碘治疗,术后复发率较高,但预后和单纯乳头状癌相似。

超声上表现为甲状腺弥漫性散在微钙化,并大多可见边界模糊可疑肿块,但也可无肿块形成,仅出现微钙化。也可表现为甲状腺内多发可疑低回声或混合回声团块,团块内出现微钙化。超声上的微钙化及不均匀低回声与病理上的砂粒体、广泛纤维化和淋巴细胞浸润相对应。多数患者甲状腺实质表现为不均匀低回声,这可能是由于合并甲状腺炎所致。

由于弥漫硬化型乳头状癌有非常高的颈部淋巴结转移发生率,故对该类患者应行颈部淋巴结超声检查。

当甲状腺呈弥漫性不均匀低回声,散在微钙化,应考虑到弥漫硬化型乳头状癌的可能。但并不是所有这种表现的病变皆为弥漫硬化型乳头状癌,单纯乳头状癌也可出现这种超声征象。

2.甲状腺滤泡状癌

有关滤泡状癌的超声特征研究目前尚不充分,一方面可能是由于滤泡状癌的数量相对较少,另一方面可能是由于滤泡状癌与滤泡状腺瘤的超声特征基本相似,且细针穿刺抽吸术也无法做出鉴别,从而对研究造成了诸多障碍。根据韩国学者的报道,和乳头状癌相比较,滤泡状癌在形态方面更趋向于呈扁平状,73.9% A/T＜1,26.1%A/T≥1。由于不均匀浸润型生长,60.9%滤泡状癌边缘呈微小分叶状或不规则。大部分的肿瘤 A/T＜1,说明其平行于组织平面生长。这种生长方式对正常组织会产生压迫,因而 86.6%滤泡状癌出现声晕(薄声晕 39.1%,厚声晕 47.8%)。82.6%滤泡状癌呈实质性,17.4%呈实性为主,17.4%呈囊性为主。在回声方面,滤泡状癌 69.6％回声不均;和颈长肌相比较,65.2％滤泡状癌为等回声或高回声,另 34.8％为低回声。滤泡状肿瘤形成多个小滤泡巢,和正常甲状腺相似,滤泡内含有不同数量的胶样物质,肿瘤的回声可能取决于肿瘤内胶质的数量。滤泡状癌 17％出现钙化,但未发现微钙化,这是由于滤泡状癌无砂粒体,这点和乳头状癌有明显差异。

显然,滤泡状癌的超声表现和其他甲状腺恶性肿瘤的超声表现不同,许多滤泡状癌可能被当成非恶性病灶。最可能和滤泡状癌混淆的是滤泡状腺瘤,两者的超声表现相似,在声像图上的表现皆可类似于正常睾丸。有报道认为滤泡状癌可在短期内增大,而滤泡状腺瘤则常出现结节内囊性变,这在滤泡状癌罕见,然而,鉴别诊断微小浸润型滤泡状癌和滤泡状腺瘤非常困难,需要组织学发现包膜和血管侵犯来诊断滤泡状腺癌。

但彩色/能量多普勒超声可能会对滤泡状癌和腺瘤的鉴别提供有益的信息。Miyakawa 等观察到 80％滤泡状癌表现为结节中央血管为主型血供,而 84％的滤泡状腺瘤显示为肿瘤边缘血管为主型血供,能量多普勒超声鉴别两者的敏感度为 87.5％,特异度为 92％。Fukunari 等报道滤泡状癌 0％为无血管型,13.6％为边缘血管为主型血供,45.5％显示血流穿入肿瘤,40.9％高速血流穿入肿瘤,而滤泡状腺瘤相应的百分比为 16.9％、49.4％、30.3％和 3.4％。将无血管及边缘血管判断为良性,将穿入肿瘤血管判断为恶性,则诊断的敏感度为 88.9％,特异度为 74.2％,准确性为 81.0％,有学者认为高速搏动血流穿入肿瘤可作为滤泡状甲状腺癌的新诊断标准。

在频谱多普勒方面,可通过测量肿瘤的 PSV、EDV 及 PI、RI 对两者进行鉴别。滤泡状癌的 PSV(41.3±18.5) cm/s,PSV/ EDV 5.1±2.5,滤泡状腺瘤分别为(24.7±16.5) cm/s、2.7±0.9,两者差异有显著统计学意义;滤泡状癌 PI 1.7±0.6,滤泡状腺瘤为 0.9±0.5,两者差异有显著统计学意义;滤泡状癌 RI 0.8±0.1,滤泡状腺瘤为 0.6±0.2,两者差异有显著统计学意义。PI＞1.35,RI＞0.78,PSV/EDV ＞3.79可达到最好的鉴别诊断滤泡状癌和滤泡状腺瘤效果。

然而,有学者通过对 7 例滤泡状甲状腺癌结节血供特征的观察,未能观察到上述文献报道的彩色/能量多普勒血流信号特征,学者观察到 6/7 的结节呈混合型血管模式,结节血流 RI 和 PI 也低于文献报道的测量值,仅 2/7 个结节的 PI ＞1.3,RI＞0.7。对于导致这种结果的原因,尚有待进一步探讨。

3.甲状腺髓样癌

甲状腺髓样癌是源于滤泡旁细胞的恶性肿瘤,较为罕见。由于其是 C 细胞来源,故多数位于甲状腺上半部,肿瘤多为单发,也可多发。超声上肿瘤边界相对清晰,边缘不规则,所有的肿瘤皆未出现声晕,且皆表现为低回声,0～5.3%结节出现囊性变,83%～95%肿瘤内可见钙化强回声。这些钙化强回声中44.4%属于微钙化,55.5%属于粗钙化,粗钙化中的一半呈多发致密粗钙化。和乳头状癌相比较,髓样癌钙化更趋向于位于肿块中心位置。低回声结节,结节内钙化,结节无声晕这3项特征相结合对诊断髓样癌的敏感度为89%,将髓样癌和良性结节鉴别的特异度大于90%。髓样癌79%表现为结节内高血供,50%出现边缘血供,但肿瘤过小时可不显示血流信号。根据我们的经验,髓样癌也可不出现钙化,也可出现明显的声晕,彩色/能量多普勒上常表现为混合型高血供。甲状腺髓样癌淋巴结转移的发生率很高,75%患者的转移性淋巴结内可见点状钙化强回声。

由于分化型甲状腺癌的超声特征和髓样癌有较多相似之处,故超声常难以鉴别髓样癌和非髓样甲状腺癌。如果出现髓样癌的可疑超声特征,应进行降钙素测量。超声可明确甲状腺内病灶,在术前可应用于髓样癌的分期,对于术后颈部复发,超声是最有效的检查手段,可显示97%的颈部复发,优于CT的72%,PET的55%。

4.甲状腺未分化癌

未分化癌占甲状腺癌的1.6%,对于这种罕见的甲状腺恶性肿瘤,目前尚没有系统的超声研究报道。超声上表现为边界不清的不均匀团块,常累及整个腺叶或腺体,78%出现坏死区,1/3的患者出现包膜外和血管侵犯,80%出现淋巴结或远处转移,累及的淋巴结50%出现坏死。

(三)治疗和预后

1.甲状腺癌的治疗

对于分化型甲状腺癌,目前的治疗主要依据患者相关因子和肿瘤相关因子的危险分层,其中包括肿瘤大小、肿瘤组织学、淋巴结转移和远处转移,以及患者的性别和年龄。

低危患者和低危肿瘤通常进行甲状腺叶切除术,随后终身使用甲状腺素替代治疗,以抑制甲状腺刺激素 TSH 的分泌。抑制 TSH 可以显著降低复发,降低远处转移。发生高危肿瘤的高危患者最好的治疗是甲状腺全切术加中央组淋巴结清扫。外科手术后使用[131]I 消融治疗,清除残余的甲状腺组织,发现和治疗转移灶,随后终生使用甲状腺素抑制甲状腺刺激素 TSH。对于低危患者出现的高危肿瘤,或是高危患者出现的低危肿瘤,目前在治疗上尚有争论。

甲状腺未分化癌尚没有有效的治疗方法。通常行着眼于减轻症状的姑息治疗，但也有建议对无颈部以外侵犯或肿瘤尚能切除者行手术切除，辅以放疗。18%～24%肿瘤局限于颈部可完整切除者，彻底的手术切除辅以放化疗2年生存率可达到75%～80%。

2.甲状腺癌的预后

分化型甲状腺癌预后颇佳，髓样癌也有较好的预后，但未分化癌预后凶险，多在确诊后数月死亡。根据美国资料，经过年龄和性别校正后，甲状腺乳头状癌10年生存率为98%，滤泡状癌为92%，髓样癌80%，未分化癌13%。

三、甲状腺转移性肿瘤

甲状腺转移性肿瘤是指原发于甲状腺外的恶性肿瘤，通过血行、淋巴等途径转移至甲状腺继续生长形成的肿瘤。甲状腺转移性肿瘤较为罕见，其占甲状腺所有恶性肿瘤的2%～3%。

（一）临床概况

在非选择性尸检研究中，甲状腺转移性肿瘤总的发病率为1.25%，在广泛扩散恶性肿瘤人群尸检中，则其发病率可达24%。和原发性甲状腺癌相似，转移性甲状腺肿瘤也是女性多见，女性男性之比为4.25∶1，发病年龄12～94岁，平均55～66岁，半数50～70岁，约10%＜40岁。甲状腺转移性肿瘤81%为癌，通常是广泛转移性病变的组成部分之一。肾、肺、乳腺、消化道和子宫是常见的原发肿瘤部位，但对于何种肿瘤最容易转移至甲状腺尚有争论。

病理上常表现为甲状腺实质性团块，转移病灶常为单发，或为多发，也可为弥漫性。肿瘤甲状腺球蛋白免疫组化染色阴性。临床上转移性甲状腺肿瘤和原发性甲状腺癌相似，大多数患者无症状，在少数患者病情发展迅速，可出现局部肿瘤生长表现，如声嘶、喘鸣、吞咽或呼吸困难，颈部可触及肿块。在一些患者，甲状腺转移是原发肿瘤的始发表现。从发现原发肿瘤到甲状腺出现转移的间隔时间不同报道相差较大，平均潜伏期9个月～8.9年，但也有长达26年的。

在有明确肿瘤病史的患者，如出现甲状腺肿块应考虑到甲状腺转移性肿瘤的可能。超声是一种有效的初步检查工具，有助于病变的评估，显示邻近的淋巴结转移和血管累及，监测肿瘤的生长，并可引导进行活检。超声内镜引导细针穿刺抽吸术是有效的诊断手段，但最后的诊断有赖于手术活检。

（二）超声表现

尽管甲状腺转移性肿瘤占甲状腺所有恶性肿瘤的2%～3%，然而根据检索,有关甲状腺转移性肿瘤超声表现的英文文献非常匮乏,且多为小样本或个例报道。综合文献报道,学者拟从甲状腺的改变,肿瘤的位置、数目、大小、边界清晰度、内部回声及血供特征,周围淋巴结和血管的改变等方面对甲状腺转移性肿瘤的超声表现进行总结和分析。

1.甲状腺的超声改变

超声上常出现单侧或双侧甲状腺肿大。由于在甲状腺肿、腺瘤或甲状腺炎等甲状腺病变时原发肿瘤较易转移至甲状腺,故超声常可显示转移瘤之外的甲状腺组织出现各种病理性回声改变,如桥本甲状腺炎时出现回声降低、分布不均匀,血供增加;在结节型甲状腺肿时出现相应的回声改变。也可能因出现转移导致的低回声区,导致甲状腺回声弥漫性不均匀。无上述改变时则甲状腺实质回声正常。

2.甲状腺转移性肿瘤的超声表现

(1)肿瘤位置:肿瘤可累及整个腺叶或主要累及下极。肿瘤易于出现在甲状腺下极的机制文献未予阐明。

(2)肿瘤数目:肿瘤多为单发,也可多发,这和甲状腺原发性肿瘤相似。

(3)肿瘤大小:根据 Ahuja 等的一组资料,75%的肿瘤＞6 cm。相信随着超声在甲状腺应用的日益广泛,可以发现较小的转移瘤。

(4)肿瘤边界:Chung 等报道 8/10 的肿瘤结节边界模糊,但其余文献基本认为肿瘤边界清晰。这可能是由于边界清晰与否的判定标准不一,判定时主观性较强所致。

(5)肿瘤回声:肿瘤皆表现为低回声或极低回声,分布均匀或不均匀。肿瘤边缘无声晕,囊性变和钙化少见。仅 Chung 等报道了 2 个结节出现囊性变,另有1 例肺燕麦细胞癌转移、1 例肾细胞癌转移出现钙化灶。

(6)肿瘤血供:肿瘤内部呈混乱血流信号,和甲状腺实质相比,肿瘤可表现为高血供,也可表现为低血供。

3.周围淋巴结和血管改变

甲状腺转移性肿瘤患者可在双侧颈部探及多发转移性淋巴结,这些淋巴结在超声上可出现转移性淋巴结的相应特征。罕见情况下,肿瘤可通过扩张的甲状腺静脉,蔓延至颈内静脉,在颈内静脉形成肿块,出现相应的超声表现。

通过以上超声特征分析,可以发现甲状腺转移性结节的超声表现无特异性。和甲状腺原发性恶性肿瘤相比,转移性肿瘤有一个最显著的特点,即肿瘤内钙化少见,发生率仅 8.3%。转移瘤囊性变少见(8.3%)的特征则和原发性甲状腺恶性肿瘤相似。有明确非甲状腺原发恶性肿瘤患者,当出现单侧或双侧单发或多发可疑结节而无钙化时,应考虑转移性肿瘤可能。

(三)治疗和预后

出现甲状腺转移往往提示病变进展,患者常随之死亡,大多数病例在诊断明确后 9 个月内死亡。尽管预后不良,但对一些患者行积极的手术和药物治疗可能有效。手术治疗:可行单侧腺叶切除术或甲状腺全切术,手术可能减轻或缓和颈部复发可能造成的致残,延长患者生存期。

四、甲状腺淋巴瘤

甲状腺淋巴瘤有原发性和继发性之分,原发性甲状腺淋巴瘤是原发于甲状腺的淋巴瘤,较为罕见,占甲状腺恶性肿瘤的 1%～5%,在结外淋巴瘤中所占比例不到 2%。继发性甲状腺淋巴瘤是指播散性淋巴瘤累及甲状腺者,约 20% 的全身淋巴系统恶性肿瘤可发生甲状腺累及。

(一)临床概述

原发性甲状腺淋巴瘤好发于女性,女∶男为 3∶1～4∶1,大多发生于 60～70 岁,少数患者<40 岁,部分患者年龄可达 90 余岁。桥本甲状腺炎是已知的唯一危险因子,甲状腺淋巴瘤患者 90% 伴有桥本甲状腺炎,桥本甲状腺炎患者发生甲状腺淋巴瘤的危险是普通人群的 60 倍。目前提出两种假设来试图说明两者的联系:一种假说认为慢性甲状腺炎出现的浸润淋巴细胞提供了发展成淋巴瘤的细胞来源,另一种假说指出甲状腺炎的慢性刺激诱发了淋巴细胞的恶性转化。

大部分原发性甲状腺淋巴瘤为 B 细胞来源的非霍奇金淋巴瘤,霍奇金和 T 细胞甲状腺淋巴瘤罕见。根据一项大样本研究,甲状腺淋巴瘤最大径 0.5～19.5 cm,平均 6.9 cm,46.2% 累及双叶,31.7% 累及右叶,22.1% 累及左叶。切面上常可见出血和坏死。38% 为不伴有边缘区 B 细胞淋巴瘤的弥漫性大 B 细胞淋巴瘤,33% 为伴有边缘区 B 细胞淋巴瘤的弥漫性大 B 细胞淋巴瘤(混合型),28% 为黏膜相关淋巴组织结外边缘区 B 细胞淋巴瘤(mucosaassociated lymphoid tissue,MALT),滤泡性淋巴瘤则不到 1%。

临床上原发性甲状腺淋巴瘤表现为迅速增大的颈部肿块,30%～50% 的患者有压迫导致的症状,包括吞咽困难、喘鸣、声嘶和颈部压迫感。10% 的甲状腺 B 细胞淋巴瘤患者出现典型的 B 细胞症状,包括发热、盗汗和体重减轻。大多数患者甲状腺功能正常,但 10% 出现甲状腺功能减退。

细针抽吸活检(fine needle biopsy，FNB)联合细胞形态学、免疫表型和分子技术有较高的诊断准确性，但需要细胞病理学的专业知识。虽然 FNB 技术不断取得进展，开放外科活检依然在甲状腺淋巴瘤发挥作用，特别是须根据不同组织学亚型确定治疗策略或诊断不明确时。影像学手段，如 CT 和超声可用于甲状腺淋巴瘤的初步评估和分期，CT 在探测淋巴瘤胸内和喉部累及方面较有优势，而超声则可在甲状腺淋巴瘤的非手术治疗随访中发挥更大作用。

(二)超声表现

1.灰阶超声

根据甲状腺淋巴瘤的内部回声和边界状况可将肿瘤分为 3 型:结节型、弥漫型和混合型。

(1)结节型:甲状腺淋巴瘤 47%～90%超声上表现为结节型，该类型中73%～86%为单结节。甲状腺肿大常局限于一侧叶，但肿瘤也可越过峡部累及对侧甲状腺。临床触诊和滤泡状腺瘤及腺瘤样结节相似。肿瘤和周围甲状腺组织常分界清晰，仅 3%边界模糊。90%边缘不规则，可呈椰菜样或海岸线样。6%的结节可出现声晕。内部为低回声，分布均匀或不均匀，可间有高回声带。尽管为实质性，但部分肿瘤回声极低可呈假囊肿样。残余的甲状腺实质常因桥本甲状腺炎而呈现不均匀低回声，但其回声水平还是高于肿瘤。在少数情况下，可出现肿瘤和甲状腺的回声和内部结构相似，此时超声可能无法将肿瘤从桥本甲状腺炎的甲状腺实质识别出来。少数甲状腺淋巴瘤超声可发现钙化，发生率为 6%～10%。肿瘤后方出现回声增强。结节型的超声阳性预测值为64.9%。

(2)弥漫型:10%～40%表现为弥漫型。超声常表现为双侧甲状腺肿大，内部回声极低，和结节型不同，该型肿瘤和甲状腺组织的分界无法识别。部分肿瘤内部呈细网状结构。弥漫型淋巴瘤和严重慢性甲状腺炎在超声上常较难鉴别，尽管可凭是否出现后方回声增强作为最重要的鉴别点，但弥漫型的超声阳性预测值仍只有 33.7%。

(3)混合型:混合型超声表现的淋巴瘤较少，约占 15%。混合型淋巴瘤表现为多个低回声病灶，不均匀分布在甲状腺内，这些病灶可能是结节型也可能是弥漫型淋巴瘤。尽管混合型淋巴瘤和腺瘤样甲状腺肿超声表现相似，但淋巴瘤后方出现回声增强可成为诊断的关键点。混合型的超声阳性预测值为 63.2%。

甲状腺淋巴瘤上述 3 型有两个共同特点，即和残余甲状腺组织相比，肿瘤呈显著低回声;肿瘤后方出现回声增强。这是由淋巴瘤的病理学特点所决定的。淋巴瘤时淋巴细胞分布密集，呈均匀增殖，而反射和吸收超声波的纤维结构罕

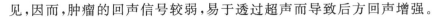

见,因而,肿瘤的回声信号较弱,易于透过超声而导致后方回声增强。

除了甲状腺本身的表现外,甲状腺淋巴瘤尚可累及颈部淋巴结,发生率12％～44％,受累淋巴结表现为极低回声。

2.彩色/能量多普勒超声

有关甲状腺淋巴瘤的血供特征文献尚鲜有报道。根据学者的观察,和周围甲状腺实质相比较,彩色/能量多普勒上甲状腺淋巴瘤既可表现为高血供,也可表现为中等血供或低血供。

尽管桥本甲状腺炎和淋巴瘤的病原学关系已经得到证实,但尚没有满意的影像学手段能有助于识别从桥本甲状腺炎到淋巴瘤的早期转变。当桥本甲状腺炎患者出现甲状腺迅速增大,超声上呈显著低回声时要警惕淋巴瘤。所有超声怀疑淋巴瘤的患者应仔细随访,即便细针穿刺抽吸术为阴性结果,这是由于细针穿刺抽吸术有较高的假阴性结果。因此,如果超声上有典型淋巴瘤表现或临床上出现甲状腺短期内增大等可疑淋巴瘤征象,但细针穿刺抽吸术为阴性结果时,应进行手术探查,手术获取的细胞数量要明显大于细针穿刺抽吸术。

(三)治疗和预后

手术治疗曾经在原发性甲状腺淋巴瘤的治疗中扮演重要角色,但现在仅起较次要作用。目前的治疗包括化疗和外线束照射。

与单纯化疗或放疗患者相比,接受联合治疗的患者复发率显著降低。ⅠE期的5年生存率为80％,ⅡE期为50％,ⅢE和ⅣE期＜36％。

与弥漫性大B细胞型或混合型相比,单纯MALT淋巴瘤表现出较明显的惰性过程,预后较好,这种亚型当局限于甲状腺时(ⅠE期),对甲状腺全切或放疗反应良好,可获90％以上完全有效率,一些学者由此推荐手术治疗局限性MALT淋巴瘤,手术可完全切除,致残率较低。但最常见的类型(达70％)是弥漫性大B细胞淋巴瘤,该亚类临床侵袭性较强,约60％呈弥漫性。这类肿瘤的治疗包括化疗和放疗,5年生存率＜50％。

尽管手术的角色已经发生改变,但仍发挥重要作用,特别是在明确诊断时常须手术切开活检。在淋巴瘤惰性亚型,手术可起局部控制作用。在淋巴瘤引起梗阻症状时手术可缓和症状,但也有观点不推荐为解决气道梗阻而行外科姑息性手术。

第三节 炎症性疾病

一、急性化脓性甲状腺炎

急性化脓性甲状腺炎是由细菌或真菌感染引起的甲状腺急性化脓性炎症,在无抗生素时期,急性化脓性甲状腺炎的发病率在外科疾病中占 0.1%,随着抗生素的使用,急性化脓性甲状腺炎变得较为罕见。

(一)临床概述

1.病因、易感因素、感染途径及病理

(1)病因、易感因素、感染途径:甲状腺的急性细菌感染较为罕见,这是由于甲状腺有包膜包裹,且甲状腺细胞内容物的过氧化氢和碘含量很高,使之对感染具有抵抗力。但是当患者存在基础疾病如甲状舌管未闭、甲状腺结节、腮腺囊肿,以及存在某些解剖学异常时更容易发生急性化脓性甲状腺炎。机体免疫功能不全是急性化脓性甲状腺炎的一个重要发病因素。

在 20 岁以下的年轻患者中,梨状隐窝窦道是导致急性化脓性甲状腺炎的主要原因。通常认为梨状隐窝窦道是第 3 或第 4 咽囊发育异常所致,表现为发自梨状隐窝的异常管道。其走行具特征性,发自梨状隐窝的顶(尖)部,向前下走行,穿过肌层,经过或是从甲状腺旁通过,进入甲状腺周围区域。这种先天性异常通常发生于小儿,90%位于左侧,因而梨状隐窝窦道引起的急性化脓性甲状腺炎多发生于左侧。

引起急性化脓性甲状腺炎的细菌多为革兰阳性菌,如葡萄球菌、肺炎链球菌;革兰阴性菌也可见到。急性化脓性甲状腺炎的感染途径包括:①由口腔、呼吸道等附近组织通过梨状隐窝窦道直接蔓延而来;②血源性播散;③淋巴道感染;④直接创伤途径。

(2)病理:甲状腺组织呈现急性炎症特征性改变。病变可为局限性或广泛性分布。初期大量多形核细胞和淋巴细胞浸润,伴组织坏死和脓肿形成。脓液可以渗入深部组织。后期可见到大量纤维组织增生。脓肿以外的正常甲状腺组织的结构和功能是正常的。

2.临床表现

急性化脓性甲状腺炎一般表现为甲状腺肿大和颈前部剧烈疼痛、触痛,畏

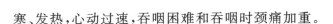

寒、发热,心动过速,吞咽困难和吞咽时颈痛加重。

3.实验室检查或其他检查

化脓性甲状腺炎时,血清甲状腺素水平正常,极少情况下可出现暂时性的甲状腺毒血症。外周血的涂片提示白细胞计数升高,以中性粒细胞及多形核白细胞为主;血培养可能为阳性;红细胞沉降率加快。

(二)超声表现

根据梨状隐窝窦道的走行不同,可造成甲状腺脓肿或颈部脓肿,而甲状腺脓肿和颈部脓肿又可以相互影响。因此,可以从 3 个方面对急性化脓性甲状腺炎的超声表现进行评估,即分别评估甲状腺的超声改变、颈部软组织的超声改变和梨状隐窝窦道的超声表现。不过需指出的是,3 个方面的超声表现可以同时出现而不是相互孤立的。

1.甲状腺的超声改变

(1)发生部位及大小:急性化脓性甲状腺炎的发生部位通常与梨状隐窝窦道的走行有关,病变多发生在甲状腺中上部近颈前肌的包膜下区域。发病早期二维超声上的甲状腺仅表现为甲状腺单侧或双侧不对称性肿大,是由于甲状腺组织严重的充血水肿引起的。疾病后期随着甲状腺充血水肿的减轻,以及大量纤维组织增生,甲状腺形态亦发生改变,即腺体体积回缩,可恢复至原来大小。

(2)边界和形态:由于急性甲状腺炎早期的甲状腺组织多有充血、水肿,故超声表现为病灶边缘不规则,边界不清晰。当脓肿形成时,甲状腺内可见边缘不规则,边界模糊的混合型回声或无回声区,壁可增厚(图 6-6)。当急性甲状腺炎症状较重并向周围软组织蔓延或由于急性颈部感染蔓延至甲状腺时,炎症可延伸至包膜或突破包膜蔓延至周围软组织,超声表现为与周围甲状腺组织分界不清,甚至分界消失。

(3)内部回声:发病期间甲状腺内部回声不均匀,有局灶性或弥漫性低回声区,大小不一,低回声与炎症严重程度有关,随着病程的进展低回声区逐步增多(图 6-7)。严重时甲状腺内可呈大片低回声区,若有脓肿形成则可有局限性无回声区,其内透声多较差可见多少不一的点状回声,以及出现类似气体的强回声且伴"彗星尾"征。病程后期由于炎症的减轻及大量纤维组织的增生,超声可显示甲状腺内部回声增粗、分布不均,低回声区及无回声区缩小甚至消失,恢复为正常甲状腺组织的中等回声,但仍可残留不规则低回声区。无论病变是轻还是重,残余的甲状腺实质回声可保持正常。

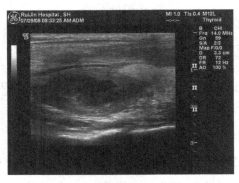

图 6-6　急性化脓性甲状腺炎脓肿形成期灰阶超声

显示脓肿位于甲状腺上极包膜下,壁厚,内部为弱回声

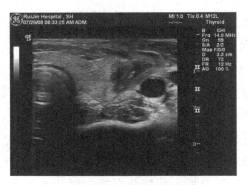

图 6-7　急性化脓性甲状腺炎早期灰阶超声

显示甲状腺上极包膜下低回声区,边缘不规则,边界模糊

彩色多普勒超声可显示甲状腺化脓性炎症的动态病理过程中血供状况的改变。在炎症早期,由于炎性充血可导致甲状腺炎症区域血供增加;脓肿形成后,脓肿内部血管受破坏,彩色多普勒超声可显示脓肿内部血供基本消失,而脓肿周围组织因炎症充血血供增加;恢复期,由于病变甲状腺修复过程中纤维组织的增生,病变区域依然血供稀少。

2.颈部软组织的超声改变

梨状隐窝窦道感染累及颈部时,由于颈部软组织较为疏松,炎症将导致颈部肿胀明显。患侧颈部皮下脂肪层、肌层和甲状腺周围区域软组织明显增厚,回声降低,层次不清。受累区域皮下脂肪层除了增厚外,尚可见回声增强现象。脂肪层和肌层失去清晰分界。肌肉累及可发生于舌骨下肌群和胸锁乳突肌,表现为肌肉增厚,回声降低,肌纹理模糊(图 6-8)。

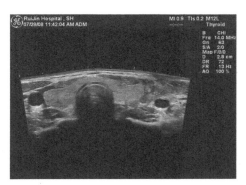

图 6-8　颈部软组织肿胀灰阶超声

显示左颈部舌骨下肌群和胸锁乳突肌肿胀，层次不清

脓肿常紧邻甲状腺而形成，脓肿除压迫甲状腺外，还可压迫颈部其他解剖结构，如颈动脉、气管或食管发生移位。脓肿边缘不规则，与周围软组织分界模糊。脓肿液化后可出现液性无回声区，内伴絮片状坏死物高回声，探头挤压后可见流动感。

恢复期，随着炎症消退，肿胀的颈部软组织、肌层可逐步恢复正常，但由于炎症破坏，各组织层次结构依然不清。

彩色多普勒超声可显示肿胀的颈部软组织和肌层血供增加，而脓肿内部血供基本消失，脓肿周围组织血供增加。恢复期，软组织和肌层的血供减少。

3.梨状隐窝窦道的超声表现

梨状隐窝窦道是急性化脓性甲状腺炎的重要发病因素，发现梨状隐窝窦道的存在对于明确病因和制订治疗方案具有非常重要的意义。CT 在探测窦道或窦道内的气体、在显示甲状腺受累方面优于 MR 和超声，是评估窦道及其并发症的最佳手段。

梨状隐窝窦道的超声探测有相当的难度，可通过以下方法改善超声显示的效果。①嘱患者吹喇叭式鼓气（改良 Valsalva 呼吸）：嘱患者紧闭嘴唇做呼气动作以扩张梨状隐窝；②在检查前嘱患者喝碳酸饮料，当患者仰卧位时，咽部气体进入窦道，从梨状隐窝顶（尖）部向前下走行，进入甲状腺，此时行超声检查可见气体勾画出窦道的存在。在进行上述检查前应进行抗生素治疗以消除炎症，否则由于炎症水肿导致的窦道关闭影响检查结果。

在取得患者配合后，超声就有可能直接观察到气体通过梨状隐窝进入颈部软组织或甲状腺病灶，这是由于其与梨状隐窝相交通所致；超声亦可显示窦道存在的间接征象，表现为原来没有气体的病灶内出现气体的强回声（图 6-9）。

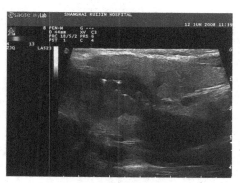

图 6-9 急性化脓性甲状腺炎灰阶超声

显示脓肿病灶内气体强回声,后伴"彗星尾"征

(三)治疗原则

急性甲状腺炎的治疗包括脓液引流及抗生素的联合应用,应根据致病菌的种类不同选择各自敏感的抗生素。急性甲状腺炎的易发因素为梨状隐窝窦道的存在,因此一些研究者建议行窦道完全切除术。

二、亚急性甲状腺炎

(一)临床概述

亚急性甲状腺炎是一种自限性甲状腺炎,因不同于病程较短的急性甲状腺炎,也不同于病程较长的桥本甲状腺炎,故称亚急性甲状腺炎。

1.流行病学、病因及病理

(1)流行病学:亚急性甲状腺炎是甲状腺疾病中较为少见的一种,发病率3%~5%,多见于20~60岁的女性,男女发病比例1:2~1:6。

(2)病因:到目前为止亚急性甲状腺炎的病因仍未知,其可能的发病原因主要归纳为以下几点。①病毒感染:感染的病毒种类大多为腮腺炎病毒、柯萨奇病毒、流行性感冒病毒、麻疹病毒,以及腺病毒等。②季节因素:有报道认为夏季为多发季节,原因在于一些肠道病毒在夏季活动较频繁。③遗传与免疫:目前对亚急性甲状腺炎是否为自身免疫性疾病意见不一,一般认为不属于自身免疫性疾病。④基因调控失常:"HLA-B35阳性的人易患亚急性甲状腺炎。

(3)病理:在疾病早期阶段表现为滤泡上皮的变性和退化,以及胶质的流失。紧接着发生炎症反应,甚至形成小脓肿。继而甲状腺滤泡大量破坏,形成肉芽肿性炎,周边有纤维组织细胞增生。病变后期异物巨细胞围绕滤泡破裂残留的类胶质,形成肉芽肿。病变进一步发展,炎性细胞减少,纤维组织增生,滤泡破坏处可见纤维瘢痕形成。

2.临床表现

起病急,临床发病初期表现为咽痛,常有乏力,全身不适,不同程度的发热等上呼吸道感染的表现,可有声音嘶哑及吞咽困难。甲状腺肿块和局部疼痛是特征性的临床表现。本病大多仅持续数周或数月,可自行缓解,但可复发,少数患者可迁延 $1\sim2$ 年,大多数均能完全恢复。

3.实验室检查

本病实验室检查结果可随疾病的阶段而异。早期,红细胞沉降率明显增快,甲状腺摄[131]I 率明显降低,白细胞计数上升,血清 T_3、T_4、AST、ALT、CRP、TSH、γ-球蛋白等指标均有不同程度的增高,随后出现 TSH 降低。

(二)超声表现

1.灰阶超声

病变区大小及部位:疾病早期炎症细胞的浸润可使甲状腺内出现低回声区或偏低回声区;疾病进展过程中,部分低回声区可互相融合成片状,范围进一步扩大;而在疾病的恢复期或后期,由于淋巴细胞、巨噬细胞、浆细胞浸润,纤维组织细胞增生,使得病变区减小甚至消失。亚急性甲状腺炎的病变区一般位于甲状腺中上部腹侧近包膜处(图 6-10),故病情严重时常可累及颈前肌。

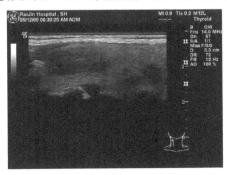

图 6-10　亚急性甲状腺炎灰阶超声显示病变位于甲状腺近包膜处

病变区边缘及边界:病变区大部分边缘不规则,表现为地图样或泼墨样,在疾病早期,病灶边界模糊,但病灶和颈前肌尚无明显粘连,嘱患者进行吞咽动作可发现甲状腺与颈前肌之间存在相对运动。随着病变发展,低回声区的边界可变得较为清晰,但在恢复期炎症逐步消退后,病灶可逐步缩小,和周围组织回声趋于一致。

在疾病的发展过程中,由于炎症的进一步发展,炎性细胞可突破甲状腺的包膜侵犯颈前肌群,出现甲状腺与其接近的颈前肌二者之间间隙消失的现象,表现为不同于癌性粘连的弥漫性轻度粘连。嘱患者进行吞咽动作可发现颈前肌与甲状腺的相对运动消失。

病变区内部回声:疾病早期甲状腺实质内可出现单发或多发、散在的异常回声区,超声表现为回声明显低于正常甲状腺组织的区域,部分低回声区可相互融合形成低回声带。在疾病发展过程中甲状腺的低回声还可以出现不均质改变,即呈从外向内逐渐降低的表现(图 6-11)。部分病例的甲状腺甚至会出现疑似囊肿的低回声或无回声区。

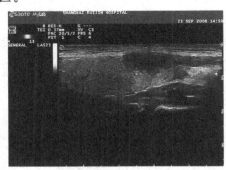

图 6-11　亚急性甲状腺炎灰阶超声显示甲状腺病灶从外向内回声逐渐降低

有研究者提出假性囊肿的出现可能与甲状腺的炎症、水肿,以及由于炎症引起的小脓肿有关。

随着病情的好转,纤维组织的增生使得甲状腺内部出现一定程度的纤维化增生,故超声可显示甲状腺内部回声增粗、分布不均,低回声区缩小甚至消失,恢复为正常甲状腺组织的中等回声。但也有部分亚急性甲状腺炎患者在疾病康复若干年后的超声复查中仍可探测到局灶性片状低回声区或无回声区。原因可能是亚急性甲状腺炎的后遗症,表明亚急性甲状腺炎康复患者的超声检查并非都表现为甲状腺的正常图像。另外,坏死的甲状腺组织钙化可表现为局灶性强回声和后方衰减现象。

病变区外的甲状腺:对亚急性甲状腺炎患者的甲状腺大小,普遍认为呈对称性或非对称性肿大。有文献报道,甲状腺的体积甚至可达原体积的两倍大小。这种肿大是早期由于大量滤泡的破坏水肿、胶质释放引起甲状腺体积增大。疾病后期腺体体积明显回缩,可恢复至原来大小。病变外的甲状腺由于未受到炎症侵袭,故仍可表现为正常的甲状腺回声。

2.多普勒超声

疾病的急性期由于滤泡破坏,大量甲状腺素释放入血,出现 T_3、T_4 的增高,引起甲状腺功能亢进,彩色/能量多普勒显像时可探及病灶周边丰富血流信号,而病灶区域内常呈低血供或无血供,原因在于病灶区域的滤泡破坏了而正常甲状腺组织的滤泡未发生多大改变。在恢复期甲状腺功能减退时,因 T_3、T_4 降低,TSH 持续增高而刺激甲状腺组织增生,引起甲状腺腺内血流增加。

(三)治疗原则

亚急性甲状腺炎的治疗方法尚未达成一致,轻症病例不须特殊处理,可适当休息,并给予非甾体抗炎药(阿司匹林、吲哚美辛等),对全身症状较重、持续高热、甲状腺肿大、压痛明显等病情严重者,可给予糖皮质激素治疗,首选泼尼松。

三、桥本甲状腺炎

(一)临床概述

桥本甲状腺炎是自身抗体针对特异靶器官产生损害而导致的疾病,病理上呈甲状腺弥漫性淋巴细胞浸润,滤泡上皮细胞嗜酸性变,因这类疾病血中自身抗体明显升高,所以归属于自身免疫性甲状腺炎。

1.流行病学、病因及病理

(1)流行病学:桥本甲状腺炎好发于青中年女性,据文献报道男女比例为 1:8～1:20 不等。常见于 30～50 岁年龄段。

(2)病因:桥本甲状腺炎通常是遗传因素与环境因素共同作用的结果,因此常在同一家族的几代人中发生。发病机制为以自身甲状腺组织为抗原的自身免疫性疾病。

(3)病理:桥本甲状腺炎的病理改变以广泛淋巴细胞或浆细胞浸润,形成淋巴滤泡为主要特征,后期伴有部分甲状腺上皮细胞增生及不同程度的结缔组织浸润与纤维化,导致甲状腺功能减退。由于桥本甲状腺炎是一个长期的缓慢发展的过程,因此随着病程不同,其淋巴细胞浸润程度、结缔组织浸润程度、纤维化程度都会有所变化。

2.临床表现

桥本甲状腺炎患者起病隐匿,初期大多没有自觉症状,早期病例的甲状腺功能尚能维持在正常范围内。当伴有甲状腺肿大时可有颈部不适感,极少数病例因腺体肿大明显而出现压迫症状,如呼吸或吞咽困难等。部分患者因抗体刺激导致的激素过量释放,可出现甲状腺功能亢进症状,但程度一般较轻。

3.实验室检查或其他检查

桥本甲状腺炎患者血清甲状腺过氧化物酶抗体(TPOAb)和血清甲状腺球

蛋白抗体(TGAb)常明显增加,对本病有诊断意义。在病程早期,血清 T_3、T_4 常在正常范围内。但血清 TSH 可升高。病程后期甲状腺摄碘率可降低,注射 TSH 后也不能使之升高,说明甲状腺储备功能已明显下降。血清 T_4 降低,血清 T_3 尚保持在正常范围内,但最后降低,伴随临床甲状腺功能减退症状。

为了明确诊断,如能进行 FNB,在涂片镜下见到大量淋巴细胞时,是诊断本病的有力依据。

(二)超声表现

桥本甲状腺炎的超声表现较为复杂,均因淋巴细胞浸润范围、分布不同和纤维组织增生的程度不同而致声像图表现有所不同。桥本甲状腺炎合并其他疾病也很常见,经常需要与合并疾病相鉴别。

1.灰阶超声

(1)形态和大小:典型的桥本甲状腺炎常累及整个甲状腺,腺体增大明显,呈弥漫性非均匀性肿大,多为前后径增大,有时呈分叶状。病变侵及范围广泛,可伴有峡部明显增厚(图 6-12)。病程后期可出现萎缩性改变,即表现为甲状腺缩小,边界清楚,由于逐步的纤维化进程而出现回声不均。

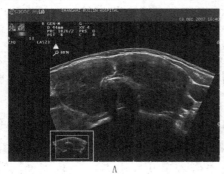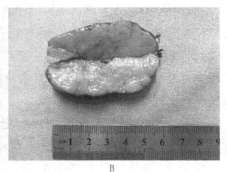

图 6-12 桥本甲状腺炎

A.灰阶超声显示甲状腺呈弥漫性非均匀增大,峡部增厚,内部回声降低,不均,但未见明显结节;B.手术标本切面示甲状腺质地较均匀,未见明显结节

(2)内部回声:桥本甲状腺炎的腺体内部异常回声改变以低回声为主,其病理基础是腺体内弥漫性炎性细胞(淋巴细胞为主)浸润,甲状腺滤泡破坏萎缩,淋巴滤泡大量增生,甚至形成生发中心。另一特征性超声改变是腺体内出现广泛分布条状高回声分隔,使腺体内呈不规则网格样改变。

根据经验并结合文献,学者们目前倾向于把桥本甲状腺炎分为 3 种类型,即弥漫型、局限型和结节形成型。主要分型依据包括甲状腺内低回声的范围、分布及结节形成状况。但病程发展过程中各型图像互相转化,各型难以截然区分。①弥漫型:桥本甲状腺炎最常见的类型,以腺体弥漫性肿大伴淋巴细胞浸润的低回声图像为主。回声降低程度与 TSH 水平负相关,提示甲状腺滤泡萎缩及淋巴细胞浸润严重。甲状腺腺体弥漫性病变时,可出现广泛分布的纤维组织增生,超声显示实质内出现线状高回声。增生的纤维组织可相互分隔,超声上腺体内见不规则网格样改变,是桥本甲状腺炎的特征性表现。其病理基础是小叶间隔不同程度的纤维组织增生,伴有玻璃样变,甲状腺滤泡大量消失。②局限型:病理上表现为甲状腺局部区域淋巴细胞浸润,也可能是相对于其他区域甲状腺某一部分的淋巴细胞浸润较为严重,超声上表现甲状腺局限性不均匀低回声区,形态不规则,呈"地图样"。如果两侧叶淋巴细胞浸润的程度不一,则可出现左右侧叶回声水平不一致的现象。局灶性浸润可能代表病情轻微,或是在疾病的早期阶段。③结节形成型:桥本甲状腺炎在发展过程中,由于甲状腺实质内纤维组织增生,将病变甲状腺分隔,形成结节。可呈单结节,但更多表现为多结节,明显者表现为双侧甲状腺可布满多个大小不等的结节样回声区,以低回声多见,结节可伴钙化或囊性变。结节形成型桥本甲状腺炎结节外甲状腺组织仍呈弥漫型或局限型改变,即甲状腺实质回声呈不均匀降低。

　　(3)边界。①腺体的边界:桥本甲状腺炎包括局灶性病变和累及整个腺体的弥漫性改变,但病变局限于腺体内,甲状腺边缘不规则,边界清晰。这一点与同是局灶性或弥漫性低回声表现的慢性侵袭性(纤维性)甲状腺炎有很大区别,后者往往突破包膜呈浸润性生长,与周围组织分界不清。②腺体内异常回声的边界:如上所述,典型的桥本甲状腺炎表现为腺体内广泛降低回声区,呈斑片状或小结节状居多。病理上这类病变并没有真正的包膜,而是以淋巴细胞为主的浸润性分布,因此不一定有清晰的边界。局灶性病变如果表现为边界欠清的低回声灶,仅仅凭形态学观察很难与恶性病变相鉴别。

　　然而,纤维组织增生是桥本甲状腺炎常见的病理变化,是甲状腺滤泡萎缩、结构破坏以后的修复反应而形成的。由于广泛的高回声纤维条索(或者说是纤维分隔)形成,使腺体实质呈现网状结构,同时构成了低回声"结节"的清晰边界。

　　2.多普勒超声

　　(1)彩色/能量多普勒:桥本甲状腺炎的腺体实质内血流信号表现各异,多呈轻度或中度增多,部分患者血供呈明显增多,但也可以是正常范围,如果甲状腺伴有明显纤维化,则血供甚至减少。病程早期可合并甲亢表现,甲状腺弥漫性对称性肿大,腺体内部血流信号明显增多。这和甲亢时出现的甲状腺"火海征"没有明显区别,但是其血流速度较慢,无论是在治疗前还是在治疗后。流速增加的程度一般低于原发性甲亢。腺体血流丰富程度与甲状腺的治疗状况(如自身抗体水平)及功能状态(血清激素水平)无相关,与 TSH 及甲状腺大小有正相关。后期则呈现甲状腺功能减退表现,甲状腺萎缩后血流信号可减少甚至完全消失。

在局灶性病变时,结节的血供模式多变,可以是结节的边缘和中央皆见血流信号,也可以是以边缘血流信号为主。

(2)频谱多普勒:血流多为平坦、持续的静脉血流和低阻抗的动脉血流频谱,伴甲亢时流速偏高,随着病程发展、腺体组织破坏而流速逐渐减慢,伴甲减时更低,但 PSV 仍高于正常人。甲状腺动脉的流速明显低于甲亢为其特点,有学者报道甲状腺下动脉的峰值血流速度在甲亢患者常＞150 cm/s,而桥本甲状腺炎通常≤65 cm/s。

也有研究观察到自身免疫性甲状腺炎的甲状腺上动脉 RI 显著增高,对本病的诊断有意义,并可能有助于判断甲减预后,但尚未有定论。

(三)治疗原则

临床上,甲状腺较小又无明显压迫症状者一般不需要特别治疗。甲状腺肿大明显并伴有压迫症状者,用左甲状腺素治疗可使甲状腺肿缩小。发生甲减时,应给予甲状腺素替代治疗。桥本甲状腺炎可用抗甲状腺药物控制症状,一般不用 ^{131}I 治疗及手术治疗。由于桥本甲状腺炎归属于自身免疫性疾病,因此也有尝试免疫制剂治疗的,但目前尚未有定论。

四、侵袭性甲状腺炎

(一)临床概述

侵袭性甲状腺炎又称纤维性甲状腺炎,是一种少见的甲状腺慢性炎性疾病。它是甲状腺的炎性纤维组织增殖病变,病变组织替代了正常甲状腺组织,并且常穿透甲状腺包膜向周围组织侵犯。早在 1883 年由 Bernard Riedel 首先描述并于 1896 年详细报道了两例该病,因此得名 Riedel 甲状腺炎。病变甲状腺触感坚硬如木,甚至硬如石头,故又称木样甲状腺炎。

1.流行病学、病因及病理

(1)流行病学、病因:Riedel 甲状腺炎是一种少见疾病。据国外文献报道,根据手术结果估算的发病率在 0.05％～0.4％。男女发病率比例为 1∶3～1∶4,以 30～50 岁好发。病程较长,为数月至数年。预后取决于病变侵犯的范围、并发症状,或其他身体部位类似纤维病变的情况。Riedel 甲状腺炎本身罕见致死病例,但合并的其他部位的纤维性病变(纵隔、肺)或严重的压迫症状可能导致死亡。

Riedel甲状腺炎病因和发病机制仍不明确,可能和自身免疫机制异常、感染或肿瘤(特别是甲状腺本身的病变)等有关。

(2)病理:病灶切面灰白色,与周围组织广泛粘连,触之坚硬如木,甚至硬如石块。甲状腺滤泡萎缩或破坏,被广泛玻璃样变的纤维组织替代,同时浸润到包膜外甚至与邻近骨骼肌粘连。纤维化结节主要由淋巴细胞、胚芽中心、浆细胞、嗜酸性转化的滤泡上皮细胞构成。无巨细胞存在。有时可见成纤维细胞和小血管。Riedel甲状腺炎的纤维变性区域还有一种比较特征性的改变,即大小静脉血管常有炎性表现,随着病变发展逐渐呈浸润、栓塞甚至硬化表现,管腔逐渐消失。

2.临床表现

Riedel甲状腺炎可以没有自觉症状,多数患者因发生炎性甲状腺肿、颈前质硬肿块,或肿大明显造成压迫症状而就诊,如窒息感、呼吸困难(压迫气管)、吞咽困难(压迫食管)、声音嘶哑(侵犯喉返神经)等,甚至可由于小血管阻塞性炎症导致无菌性脓肿形成。

由于Riedel甲状腺炎常伴有全身性多灶纤维病变,因此同时具有伴发部位症状。临床可触及坚硬的甲状腺,如有结节则位置固定,边界不清,通常无压痛。

3.实验室检查或其他检查

实验室检查无特异。甲状腺功能可以是正常或降低,少数亢进。约67%的患者可出现自身抗体(TGAb和TPOAb),但自身抗体水平比桥本甲状腺炎低。细针穿刺活检对治疗前的明确诊断有一定意义,细胞学发现纤维组织片段中含有梭状细胞为其特征性改变,可为与另一些类型的甲状腺炎(包括桥本的纤维化病程、亚甲炎、肉芽肿性炎等)的鉴别提供线索。最终的诊断还是要依靠手术病理。

(二)超声表现

1.灰阶超声

(1)形态和大小:由于Riedel甲状腺炎有类似恶性的侵袭性生长特性,病变腺体往往体积明显增大,不但前后径和左右径增大,更由于突破包膜的浸润性生长而呈各种形态。甲状腺肿大可对周围器官产生压迫,如气管、食管等,但压迫症状与肿大的程度不成比例。

(2)边界:病变腺体轮廓模糊,表面不光滑。如为局灶性病变,则界限不清。

病变通常突破甲状腺包膜向周围组织侵袭性生长,最常侵犯周围肌肉组织,以及气管、食管等,并进一步产生相应的压迫症状(图 6-13)。

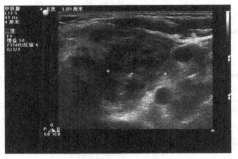

图 6-13　木样甲状腺炎超声表现

木样甲状腺炎甲状腺左叶下极病变,轮廓模糊,边界不清,病理证实为
木样甲状腺炎(局部纤维组织增生伴胶原化,滤泡萎缩、消失),并浸润
至邻近横纹肌组织

(3)内部回声:Riedel 甲状腺炎病变区域回声明显降低,不均匀,或间以网格状中等回声,但低回声不能作为 Riedel 甲状腺炎的特征性表现。因为其他甲状腺炎性疾病普遍呈降低回声表现,与淋巴细胞的出现有关,因此仅凭腺体内部回声水平也很难将它与其他甲状腺炎症相鉴别。

(4)其他:由于病变腺体的纤维化改变,常导致结节性病灶形成。结节性表现伴类似恶性的浸润表现,与恶性肿瘤难以鉴别。但 Riedel 甲状腺炎虽然病灶肿块体积巨大,却没有明确的淋巴结病变,而恶性肿瘤常伴有淋巴结累及,这一点有所区别(图 6-14)。

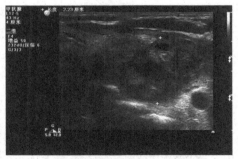

图 6-14　木样甲状腺炎结节性病灶超声表现

木样甲状腺炎病变腺体呈结节性甲状腺肿图像,回声降低,不均质

2.多普勒超声

彩色多普勒血流成像(color Doppler flow imaging,CDFI)显示病变部分实

质内血流信号稀少,甚至完全没有血供。主要原因是大量纤维组织完全替代了正常腺体组织。

由于 Riedel 甲状腺炎血供稀少甚至没有血供,且病变范围广泛、呈侵袭性生长并浸润周围组织,正常解剖结构完全破坏。因此脉冲(pulse wave,PW)多普勒超声鲜有报道,无明显特异表现。

(三)治疗原则

Riedel 甲状腺炎是一种自限性疾病,如能明确诊断,非手术治疗应为首选。临床常用药物为糖皮质激素和他莫昔芬。他莫昔芬能够抑制 Riedel 甲状腺炎特征性的成纤维细胞的增殖,缓解患者的主观症状和客观体征。糖皮质激素主要用于术前有明显呼吸道压迫的病例,以及手术后减少组织水肿和纤维增生,但不宜长期使用。

当出现明显压迫症状时则需要手术干预。

五、甲状腺结核

(一)临床概述

甲状腺结核又称结核性甲状腺炎,是一种罕见的非特异性甲状腺疾病,多因体内其他部位的结核分枝杆菌经血行播散至甲状腺所致,为全身性结核的一部分。多数伴有肺结核,单独出现甲状腺结核更为少见。

1.流行病学、病因及病理

(1)流行病学、病因:甲状腺结核非常罕见,分原发与继发两种,发病率仅为0.1%～1%。尸检得到的疾病发生率相对更高,为2%～7%。女性多见,男女比例约为1∶3。在诊断上受临床诊断的困难性限制。

甲状腺结核多数是全身性结核的一部分,但结核侵犯甲状腺很少见,即使是患有肺结核的患者,也不如侵犯其他器官多见。结核感染甲状腺的途径一般有两种:一是血行感染,原发灶多为粟粒性结核;二是淋巴途径感染。或者直接由喉或颈部结核性淋巴结炎直接累及。

(2)病理:结核侵犯甲状腺可有如下表现。①粟粒型播散:作为全身播散的一部分,甲状腺不大,病灶大小、密度不一,局部症状不明显。②局灶性干酪样坏死:病程较长,表现为局部肿大,多为孤立性,与甲状腺癌表现相似。可以仅表现为结节性改变或结节伴囊性成分,也可发展为冷脓肿,偶见急性脓肿形成。甲状腺组织纤维化形成脓肿壁,且与周围组织多有粘连。③纤维增生型:甲状腺肿大明显,表面不光滑,呈结节状,质地较硬,由结核肉芽肿组成,周围纤维组织增生。

2.临床表现

通常多无结核病的临床症状,术前诊断困难,多以甲状腺包块就诊,容易被误诊为甲状腺癌、结节性甲状腺肿、桥本甲状腺炎、甲状腺腺瘤等而行手术治疗。

3.实验室检查或其他检查

诊断甲状腺结核的辅助检查(如核素扫描、吸碘率、B超检查)缺乏特异性表现,甲状腺功能一般无异常。具有重要诊断价值的是穿刺细胞学检查。细针穿刺活检如能找到朗格汉斯巨细胞、干酪样物质及间质细胞可确诊;脓液抗酸染色如能找到抗酸杆菌亦可确诊。此外,有时可出现红细胞沉降率加快等结核中毒症状。

(二)超声表现

1.二维灰阶图

(1)形态和大小:甲状腺结核因病理分型的不同或病程发展的时期而表现略有差异。可表现为甲状腺单个结节(伴有或不伴甲状腺肿大)或弥漫性结节性肿大。结节性病灶早期与腺瘤图像很相似,多为局灶性包块样改变,体积大小不等,平均可达 3～4 cm。随着病变发展,如引起周围组织水肿粘连,则病变区域扩大,形态不规则。粟粒型病变时,可能没有任何特异性表现,甲状腺不肿大,局部变化也不明显,只有依靠病理方可明确诊断。

(2)边界:以甲状腺结节为表现的病变类型中,早期与腺瘤图像相似,边界较清晰。随着病变发展,表面结节形成,质地变硬,边界可变得模糊,如炎性改变引起周围组织水肿粘连,则表现为边界不清的弥漫性团块。急性期冷脓肿形成时,由于病灶边缘纤维组织增生而形成较厚的脓肿壁,为其特征性的表现。

而在粟粒型病变中,甲状腺不大,局部也没有明显表现,病变区域难以界定边界,很难得出确切的诊断。

(3)内部回声:主要表现为不均质团块,内部回声不均匀,有时有后方增强效应。超声能分辨囊性或实质性,但不能确定肿块的性质。

当病程发展为冷脓肿时,可表现为类似急性化脓性炎症的表现,呈现有厚壁的类圆形囊实性不均质回声区,周边厚壁回声增强,内部回声较囊肿略高,其内有时可见散在的絮状、点状回声,容易与急性化脓性甲状腺炎相混淆(图6-15)。但与急性甲状腺炎不同的是,结核性冷脓肿内可出现钙化灶,较有特异性,两者的病史也有明显差异,结合临床有助于鉴别。

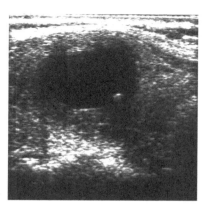

图 6-15　甲状腺结核冷脓肿灰阶超声
可见周边厚壁回声及内部钙化灶强回声

粟粒型结核病变中,甲状腺内部回声缺乏特异性表现。由于结核病变容易出现钙化灶,推测部分患者在结核病变控制或轻微炎症自愈以后可能会在甲状腺实质中残留散在钙化灶。但非发作性疾病很少在病理检查中留下证据,因此仅仅是猜测而已。

2.多普勒超声

甲状腺结核是一种少见病,文献以病例报道多见。据观测,病变区域血供多不丰富。考虑到结核病变以干酪样坏死多见,可伴纤维组织增生、坏死液化的脓肿、瘢痕愈合的肉芽肿,缺乏血管结构和正常甲状腺实质。血供减少这一现象与病理基础相符合。

(三)治疗原则

如能确诊,甲状腺结核的治疗原则是全身抗结核治疗,同时以外科切除受累的部分甲状腺组织,必要时进行病变部位引流。

1.药物治疗

对诊断明确的甲状腺结核,应进行正规的抗结核治疗,并加强全身营养支持治疗,严格随访。

2.外科治疗

甲状腺组织血供丰富,抗结核药物容易到达。药物对肺外结核治疗的有效性也使手术指征明显减少。极少数弥漫性肿大造成局部压迫症状者可进行峡部切除以缓解症状。如果甲状腺冷脓肿形成,也可考虑局部抽脓并注入药物,有一定治疗效果。

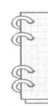

第七章　妇产科疾病的超声影像

第一节　卵　巢　疾　病

卵巢疾病主要包括卵巢瘤样病变和卵巢肿瘤。

卵巢瘤样病变又称卵巢非赘生性囊肿,包括卵巢生理性囊肿、黄素化囊肿、多囊卵巢综合征和卵巢子宫内膜异位症。

卵巢肿瘤种类繁多,根据其来源可分为上皮性肿瘤、性索间质肿瘤、生殖细胞肿瘤和转移性肿瘤。其中主要良性肿瘤包括卵巢浆液性/黏液性囊腺瘤、卵巢成熟性畸胎瘤、卵巢泡膜纤维瘤。主要恶性肿瘤包括卵巢浆液性/黏液性囊腺癌、卵巢子宫内膜样癌、卵巢透明细胞癌、卵巢颗粒细胞瘤、卵巢未成熟畸胎瘤、卵巢无性细胞瘤、内胚窦瘤和卵巢转移癌。

各类卵巢肿瘤均可并发肿瘤蒂扭转,出现妇科急腹症。

一、卵巢生理性囊肿(滤泡囊肿、黄体囊肿)

(一)病理与临床

本病常见于生育年龄段妇女,通常无症状,少数病例可出现一侧下腹部隐痛。多数生理性囊肿可在1~3个月内自行消失,无须特殊治疗。滤泡囊肿是最常见的卵巢单纯性囊肿,为卵泡发育至成熟卵泡大小时不破裂,且其内液体继续积聚所致,囊内液体清亮透明,直径一般<5 cm,偶可达7~8 cm,甚至10 cm。一般无症状,多在4~6周内逐渐消失。正常排卵后形成的黄体直径一般为1.5 cm左右。当黄体腔内积聚较多液体或卵泡壁破裂引起出血量较多而潴留于黄体腔内,形成直径达2.5 cm以上的囊肿时,称为黄体囊肿,也有称黄体血肿、出血性黄体囊肿等。黄体囊肿的直径可达4 cm左右,一般不超过5 cm,偶可

达 10 cm。较大的黄体囊肿破裂时可出现腹痛、腹膜刺激征等急腹症症状,是妇科较常见的急腹症之一。

(二)声像图表现

1.滤泡囊肿

于一侧卵巢内见无回声区,壁薄而光滑,后方回声增强,一侧或周边可见少许卵巢回声(图 7-1)。

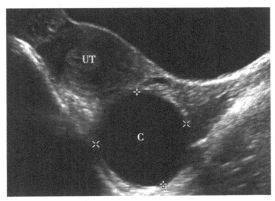

图 7-1 卵巢滤泡囊肿

纵切面显示子宫(UT)左后方无回声(C),壁薄而光滑、透声好

2.黄体囊肿

其超声表现在不同病例中变化较大,与囊内出血量的多少、残余卵泡液的多少,以及机化血块的大小和形成时间长短等相关。早期,急性出血可表现为强回声,可能被误认为实性肿物;此后囊内血液机化形成不规则中低或中高回声;后期血块溶解时可以见到低回声网状结构。囊肿壁塌陷时则形成类圆形实性中等或中高回声。CDFI表现为囊肿周边有环绕血流,频谱呈低阻型。而囊内包括机化的血块等则均不显示血流信号(图 7-2)。

(三)鉴别诊断

黄体囊肿的超声表现多样,应与卵巢肿瘤相鉴别。囊壁上有血块附着时,可能被误认为是卵巢囊性肿瘤壁上的乳头;囊内较多急性出血或囊肿壁塌陷时可能被误认为是卵巢实性肿瘤或卵巢子宫内膜异位囊肿。鉴别要点包括:①滤泡囊肿和黄体囊肿为单侧、单发囊肿,多于1~3个月自行消失;而巧克力囊肿可多发、双侧,不会自行消失。随诊复查,可帮助两者的鉴别。②黄体囊肿周边有环绕血流信号,走行规则,频谱呈低阻型,内部未见血流信号,而卵巢实性肿瘤的实性成分内可见血流信号,必要时进行微泡超声造影剂的超声造影检查,有助于明确诊断。

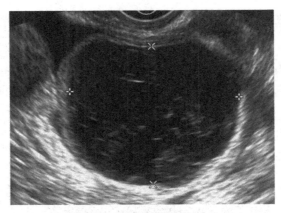

图 7-2 卵巢黄体囊肿

卵巢内见混合回声,类圆形,内见网状中等回声

　　黄体囊肿破裂需与宫外孕破裂相鉴别,前者常发生在月经周期的后半段,表现为一侧卵巢增大、结构模糊,卵巢内见不规则囊性包块。后者多有停经史,超声表现为一侧附件区包块,多位于卵巢与子宫之间,形态不规则,双侧卵巢均可见。

二、黄素化囊肿

(一)病理与临床

　　见于促排卵治疗时出现的卵巢过度刺激综合征(外源性 HCG 过高)患者和滋养细胞疾病(内源性 HCG 过高)患者。临床症状表现为恶心、呕吐等,严重者可伴有胸腔、腹水,出现胸闷、腹胀症状。卵巢过度刺激综合征患者停促排卵药物后囊肿缩小、症状逐渐消失;滋养细胞肿瘤患者化疗后 HCG 水平下降、囊肿也随之缩小。

(二)声像图表现

　　卵巢过度刺激综合征患者双侧卵巢呈对称性或不对称性增大,内见多个卵泡回声,体积较正常卵泡大;另外,直肠子宫陷凹可见少量至中等量的积液。滋养细胞肿瘤的黄素化囊肿可出现在单侧,囊肿数目通常并不多。

(三)鉴别诊断

　　此类疾病的诊断主要依靠病史和声像图特点,多数情况下容易诊断。当因黄素化囊肿而增大的卵巢发生扭转时,患者可出现一侧下腹部剧痛等急腹症症状,此时需与其他妇科急诊相鉴别。例如,卵巢黄体囊肿破裂、宫外孕破裂、卵巢畸胎瘤扭转等。根据其声像图特点并结合病史,可资鉴别。

三、多囊卵巢综合征

(一)病理与临床

本病由于女性内分泌功能紊乱导致生殖功能障碍、糖代谢异常,体内雄激素增多,卵泡不能发育成熟,无排卵。临床表现为月经稀发或闭经、不孕,多毛、肥胖、胰岛素抵抗等。本病常见于青春期女性,关于其发病机制至今尚不十分清楚。大体病理上,60%～70%的多囊卵巢综合征患者表现为双侧卵巢对称性增大,少数病例卵巢无增大或仅单侧增大;切面显示卵巢白膜明显增厚,白膜下排列多个卵泡,数个至数十个不等,直径 0.2～0.6 cm。

(二)声像图表现

典型病例中,子宫略小于正常水平;双侧卵巢增大,长径大于 4 cm,卵泡数目增多,最大切面卵泡数≥10 个,沿卵巢周边分布(图 7-3);卵泡直径较小,平均在 5 mm 左右,无优势卵泡;卵巢髓质部分增多、回声增强。不典型病例中,卵巢体积可在正常范围内,或仅一侧卵巢体积增大,卵泡数目、大小和分布特点同上,超声发现卵巢的卵泡数目增多时,应提示卵巢的卵泡数目增多或卵巢多囊样改变,临床应注意除外多囊卵巢综合征。

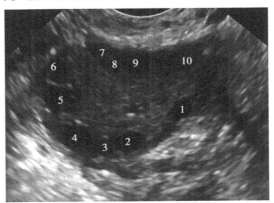

图 7-3　多囊卵巢综合征

卵巢内可见多个小卵泡,沿卵巢周边分布(数字标示 1～10 为卵泡)

(三)鉴别诊断

根据其临床表现、实验室激素水平检测结果,结合超声声像图特点,不难对本病做出判断。但仍应注意与其他因素引起的卵巢多囊性改变相鉴别,如慢性盆腔炎时卵巢的多囊性改变等。

四、卵巢子宫内膜异位症

(一)病理与临床

卵巢子宫内膜异位症是指具有生长功能的子宫内膜组织异位到卵巢上,与子宫腔内膜一样发生周期性的增殖、分泌和出血所致的囊肿,临床上本病又称"巧克力囊肿",简称巧囊。巧克力囊肿是子宫内膜异位症最常见的类型之一。卵巢子宫内膜异位症的发生学说包括子宫内膜种植、体腔上皮化生、转移等。其中,以种植学说得到最为广泛认同,认为子宫内膜及间质组织细胞随月经血通过输卵管逆流进入盆腔,种植到卵巢和盆腔腹膜上,经过反复增生、出血形成囊肿,囊内液通常呈暗褐色、黏稠。由于子宫内膜异位症导致盆腔粘连,卵巢可固定于盆壁或子宫后方。临床表现主要有继发性、渐进性加重的痛经和不孕,部分患者痛经于月经来潮前即出现,来潮后2~3天可缓解;部分患者还有月经失调的表现。约有25%的患者可无任何症状。卵巢内异症囊肿破裂或合并急性感染时亦可引起急腹症。

(二)声像图表现

子宫内膜异位症的声像图表现多样,典型的子宫内膜异位囊肿特点包括以下几点。

(1)囊肿内充满均匀的点状低回声。

(2)有时囊内可见不规则中等回声或网状回声,为出血机化表现(图7-4)。

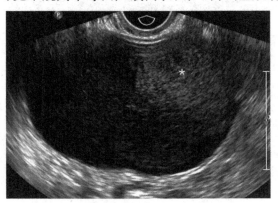

图7-4 卵巢子宫内膜异位症

病变内见均匀点状低回声,一侧可见不规则中等回声(＊)

(3)囊肿壁较厚。有时一侧卵巢内出现多个囊肿,聚集而形成一个较大的多房性囊肿,之间有厚的分隔。

(4)1/3~1/2的病例呈双侧性发生,囊肿出现于双侧卵巢。

(5)含有巧克力囊肿的卵巢与周围组织粘连,可固定于子宫的后方。

(6)CDFI:囊肿壁上可探及少许血流信号。

(三)鉴别诊断

卵巢子宫内膜异位症虽有较特异的超声声像图特点,多数病例诊断并不困难。但少数不典型病例的卵巢内异症囊肿内血液完全机化,可出现实性不规则的中等或中高回声,或出现厚薄不均的网状分隔,应注意与卵巢肿瘤、卵巢黄体囊肿等相鉴别。CDFI肿物内部是否探及血流信号是鉴别诊断的关键,巧克力囊肿内不论是否存在实性回声均不出现血流信号;鉴别困难时,可行静脉超声造影检查明确肿物内血供情况,对鉴别诊断帮助很大。经腹超声检查时,应注意调高仪器2D增益,使用仪器的谐波功能或观察囊内有无密集的点状低回声,以与卵巢的滤泡囊肿相鉴别。

五、卵巢冠囊肿

(一)病理与临床

卵巢冠囊肿并不直接来自卵巢,而是来源于卵巢系膜里的中肾管。以生育年龄妇女多见,通常囊肿直径在3~5 cm,但也可像卵巢囊腺瘤一样大。少数情况下,囊肿合并囊内出血;极少数情况下,囊内有分隔。囊肿体积较小时患者通常无明显不适症状,当囊肿长大到一定程度时,患者可出现腹部隆起、腹胀或一侧下腹隐痛的症状;当其合并囊肿蒂扭转时,则出现急性腹痛等症状。

(二)声像图特点

卵巢冠囊肿表现为一侧附件区的囊性肿物,壁薄、透声好,最主要的特点是同侧卵巢形态完整,位于其旁(图7-5)。

(三)鉴别诊断

本病应与卵巢生理性囊肿和卵巢内异症囊肿等相鉴别,能够观察到卵巢的完整结构位于其旁是鉴别的关键。

六、卵巢囊腺瘤

(一)病理与临床

卵巢囊腺瘤是最常见的卵巢良性肿瘤之一,分为浆液性囊腺瘤和黏液性囊腺瘤。浆液性肿瘤大体病理上为囊性肿物,大多单侧发生,直径 1～20 cm,单房或多房;囊内壁及外壁均光滑,多数囊内含清亮的浆液,少数也可能含较黏稠液;囊内壁有乳头者为乳头状囊腺瘤。黏液性囊腺瘤大体病理上为囊性肿物,多呈圆形、体积巨大;表面光滑,切面常为多房性,囊壁薄而光滑,有时因房过密而呈实性。囊腔内充满胶冻样黏稠液,但少数囊内为浆液性液;较少出现乳头。卵巢囊腺瘤早期体积小,多无症状。中等大的肿瘤常引起腹胀不适。巨大的肿瘤占据盆、腹腔出现压迫症状,腹部隆起,可触及肿块。合并感染时出现腹水、发热、腹痛等症状。黏液性囊腺瘤可发生破裂,种植于腹膜上形成腹膜黏液瘤病,肿瘤体积巨大,压迫但不侵犯实质脏器。

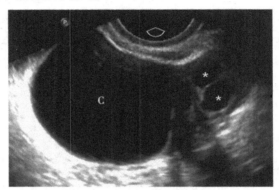

图 7-5　卵巢冠囊肿

卵巢的一侧可见薄壁无回声(C),类圆形,内部无分隔,透声好,
其旁可见卵巢回声(＊:卵巢内的卵泡)

(二)声像图表现

浆液性和黏液性囊腺瘤超声特点有所不同。

(1)浆液性囊腺瘤:中等大小,外形呈规则的类圆形,表面光滑,内部呈单房或多房囊性,分隔薄而规则,囊内透声好。浆液性乳头囊腺瘤囊内见单个或多个内生性和(或)外生性乳头,乳头形态较为规则(图 7-6);CDFI 乳头内可见血流信号。少数病例发生于卵巢冠,仍可见部分正常卵巢组织的回声。

(2)黏液性囊腺瘤:常为单侧发生,常呈多房性囊肿,体积通常较大,直径可达 15～30 cm;分隔较多而厚(图 7-7),内部可见散在的点状回声,为黏液性肿瘤的特征性表现;本病较少出现乳头。

(3)腹膜黏液瘤病表现为腹腔内见多个病灶,回声表现与单发病变相似,分隔更多、囊腔更小。

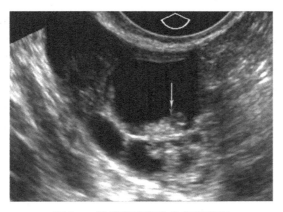

图 7-6 卵巢浆液性乳头状囊腺瘤

卵巢内见无回声,内含网状分隔,隔上可见多个乳头样中高回声(箭头所指为乳头)

(4)交界性囊腺瘤的表现与上述相似,但乳头可能更多、更大,CDFI 可能显示乳头上较丰富血流信号。

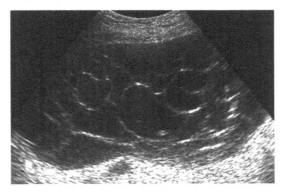

图 7-7 卵巢黏液性乳头状囊腺瘤

附件区见多房性无回声,大小约 20 cm×18 cm×9 cm,内含较密集的网状分隔,内部可见散在的点状回声

(三)鉴别诊断

注意与卵巢生理性囊肿、卵巢子宫内膜异位症、输卵管积水及炎性包块等疾病相鉴别。

七、卵巢囊腺癌

(一)病理与临床

卵巢囊腺癌是卵巢原发的上皮性恶性肿瘤,包括浆液性囊腺癌和黏液性囊腺癌,其中浆液性囊腺癌是最常见的卵巢恶性肿瘤。浆液性囊腺癌肿瘤平均直径 10～15 cm,切面为囊实性,以形成囊腔和乳头为特征,有多数糟脆的乳头和实性结节,囊内容为浆液性或混浊血性液;黏液性囊腺癌切面呈多房性,囊腔多而密集,囊内壁可见乳头及实性区,囊液为黏稠黏液或血性液,但有约 1/4 囊内为浆液性液。组织学可分为高、中、低分化 3 级。卵巢囊腺癌患者早期多无明显症状。出现症状时往往已届晚期,迅速出现腹胀、腹痛、腹部肿块及腹水。预后较差。目前筛查卵巢肿瘤的主要方法是盆腔超声和肿瘤标志物 CA125 的检测,两者联合应用,可提高诊断准确性。

(二)声像图特点

(1)肿物通常体积巨大,外形不规则。

(2)可双侧发生,双侧等大或一侧大而另一侧小。

(3)肿物表现为混合回声,常为一个巨大的肿物内部可见低回声及无回声与分隔。当肿物以低回声为主时,低回声内部明显不均匀、不规则(图 7-8)。以囊性成分为主时,肿瘤内可见多个厚薄不均、不规则的分隔,并可见乳头样中等或中高回声,数目多、体积大、形态不规则,乳头内有圆形无回声区域。囊内有时可见充满细密光点。黏液性囊腺癌超声表现与浆液性囊腺癌相似,不同的是黏液性囊腺癌的无回声区内常见充满密集或稀疏点状回声,为黏液的回声。

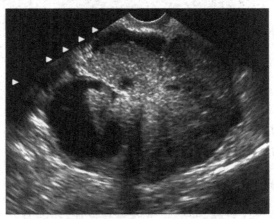

图 7-8 卵巢浆液性乳头状囊腺癌

附件区可见巨大混合回声,形态不规则,内部以不规则中等回声为主,间以不规则无回声区

(4)CDFI:分隔、乳头及肿瘤内低回声区可见较丰富条状血流信号,频谱呈低阻型($RI < 0.5$)。

(5)常合并腹水。

(三)鉴别诊断

超声检查通常难以在术前确定卵巢恶性病变的病理类型,主要的鉴别诊断包括良性病变与恶性病变的鉴别、卵巢肿瘤与炎性包块的鉴别。鉴别要点如下。

(1)二维形态:①有实性成分的单房或多房囊肿,乳头数目较多、不规则时要考虑到恶性病变。②以实性为主的囊实性病变,或回声不均匀的实性肿瘤则大多为恶性。恶性肿瘤较大时形态不规则、边界欠清、内部回声明显不均,可见厚薄不均的分隔,多合并腹水。③良性肿瘤多表现为囊性或以囊性为主的混合性包块,如单房囊肿、无实性成分或乳头,或多房囊肿,有分隔,但无实性成分或乳头,且分隔薄而均匀时,一般为良性;有乳头但数目少且规则,也多为良性。④盆腔炎性包块的二维及 CDFI 特征与卵巢恶性肿瘤有不少相似之处,是超声鉴别诊断的难点。通过仔细观察输卵管炎症的腊肠样回声,以及是否有正常的卵巢回声结构是鉴别诊断的关键。若在附件区域或病灶内见到正常卵巢结构,则首先考虑为炎性病变。当然,盆腔炎症明显累及卵巢(如输卵管-卵巢脓肿)时,单凭超声表现是很难确定的,必须密切结合临床病史、症状及体征进行综合判断。

(2)CDFI 对卵巢肿瘤良恶性鉴别的帮助也是肯定的。恶性肿瘤由于其大量新生血管及动静脉瘘形成、血管管壁缺乏平滑肌,CDFI 可见丰富血流信号,动脉血流多呈低阻型,多数学者认为 RI<0.4 可作为诊断恶性卵巢肿瘤的 RI 阈值。

因卵巢肿瘤组织学的种类繁多,除典型的畸胎瘤、浆液性囊性瘤和黏液性囊腺瘤外,超声检查通常无法判断其组织学类型。根据卵巢肿物二维声像图上的形态学特点,可以对一部分肿瘤的性质做出良恶性鉴别。但是非赘生性囊肿合并出血、不典型的卵巢子宫内膜异位症囊肿,以及盆腔炎时声像图变异很大,给良恶性肿瘤的鉴别诊断带来困难。

八、卵巢子宫内膜样癌

(一)病理与临床

卵巢子宫内膜样癌为卵巢上皮来源恶性肿瘤,大体病理上,肿物为囊实性或大部分为实性,直径为10~20 cm,囊内可有乳头状突起。部分肿瘤为双侧性。镜下组织结构与子宫内膜癌极相似。临床表现包括盆腔包块、腹胀、腹痛、不规则阴道出血、腹水等。本病可能为子宫内膜异位囊肿恶变,也可与子宫内膜癌并发,因此当发现囊实性类似囊腺癌的肿块时,若有内膜异位症病史,或同时发现子宫内膜癌,应注意卵巢子宫内膜样癌的可能性。

(二)声像图特点

本病声像图特点类似卵巢乳头状囊腺癌,呈以中等回声为主的混合回声,或无回声内见多个乳头状中等回声或形态不规则的中等回声(图7-9)。

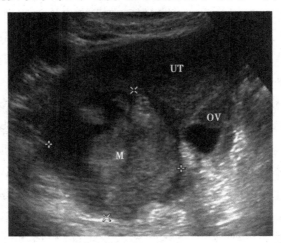

图 7-9 卵巢子宫内膜样癌

附件区可见混合回声包块,部分边界不清、形态欠规则,内见不规则中高回声(M:肿物;UT:子宫;OV:另一侧的卵巢)

(三)鉴别诊断

见卵巢囊腺癌。

九、卵巢颗粒细胞瘤

(一)病理与临床

卵巢颗粒细胞瘤为低度恶性卵巢肿瘤,是性索间质肿瘤的主要类型之一;75%以上的肿瘤分泌雌激素。自然病程较长,有易复发的特点。大体病理上,肿瘤大小不等,圆形、卵圆形或分叶状,表面光滑;切面实性或囊实性,可有灶性出血或坏死;少数颗粒细胞瘤以囊性为主,内充满淡黄色液体,大体病理上似囊腺瘤。颗粒细胞瘤可分为成人型及幼年型,成人型约占95%,而幼年型约占5%。幼年型患者可出现性早熟症状。成人患者好发年龄为40~50岁妇女及绝经后妇女,主要临床症状包括月经紊乱、月经过多、经期延长或闭经,绝经后阴道不规则出血;高水平雌激素的长期刺激使子宫内膜增生,或出现息肉甚至癌变,还会出现子宫肌瘤等。其他临床症状包括盆腔包块、腹胀、腹痛等。

(二)声像图特点

(1)颗粒细胞瘤可以为实性、囊实性或囊性,因而声像图表现呈多样性。小者以实性不均质低回声为主,后方无明显声衰减。大者可因出血、坏死、囊性变而呈囊实性或囊性,可有多个分隔而呈多房囊实型,有时表现为实性包块中见蜂窝状无回声区;囊性为主包块可表现为多房性甚或大的单房性囊肿。

(2)CDFI:由于颗粒细胞瘤产生雌激素,使瘤体内部血管扩张明显,多数肿瘤实性部分和分隔上可检出较丰富血流信号。

(3)子宫:肿瘤产生的雌激素可导致子宫内膜增生、息肉甚至内膜癌表现。

(三)鉴别诊断

实性卵巢颗粒细胞瘤需与浆膜下子宫肌瘤鉴别;多房囊实性者需与其他卵巢肿瘤如浆液性囊腺癌、黏液性囊腺瘤/癌等相鉴别;囊肿型颗粒细胞瘤内含清亮液体回声且壁薄,需与囊腺瘤甚或卵巢单纯性囊肿鉴别。鉴别困难时,需密切结合临床资料综合判断。

十、卵巢卵泡膜纤维瘤

(一)病理与临床

卵泡膜细胞瘤和卵巢纤维瘤均为性索间质肿瘤,为良性肿瘤。前者可与颗粒细胞瘤合并存在,分泌雌激素,出现子宫内膜增生症、月经不规律或绝经后出血等相关症状。后者不分泌激素,但有时并发腹水或胸腔积液,此时称 Meigs 综合征。卵泡膜细胞瘤与卵巢纤维瘤常混合存在,故有卵巢卵泡膜纤维瘤之称。病理检查前者由短梭形细胞构成,细胞质富含脂质,类似卵巢卵泡膜内层细胞;后者瘤细胞呈梭形、编织状排列,内含大量胶原纤维。卵泡膜细胞瘤好发于绝经前后,约 65% 发生在绝经后;卵巢纤维瘤也多发于中老年妇女。卵泡膜细胞瘤的临床症状包括月经紊乱、绝经后阴道出血等雌激素分泌引起的症状及腹部包块等。卵巢纤维瘤的主要临床症状包括腹痛、腹部包块以及由于肿瘤压迫引起的泌尿系统症状等。卵巢纤维瘤多为中等大小、光滑活动、质实而沉,很容易扭转而发生急性腹痛。也有相当的病例并没有临床症状,于体检及其他手术时发现,或因急性扭转始来就诊。

(二)声像图表现

两者均为单侧实性肿物,肿物类圆形、边界清晰,内部回声均匀或不均匀。卵泡膜细胞瘤表现为中高或中低水平回声区,透声性尚好,后方回声可轻度增强

（图 7-10）。CDFI：内可见散在血流信号。少数病例呈囊实性表现。卵巢纤维瘤特点为圆形或椭圆形低回声区（回声水平多较子宫肌瘤更低），边界轮廓清晰，常伴后方衰减，此时后方边界不清（图 7-11）。有时难与带蒂的子宫浆膜下肌瘤或阔韧带肌瘤鉴别。

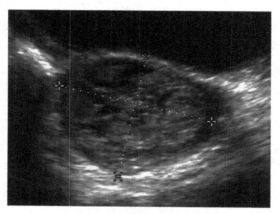

图 7-10　卵泡膜细胞瘤图像

病变呈混合回声，类圆形、边界清晰，内见中等回声及少许无回声

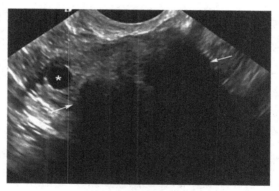

图 7-11　卵巢纤维瘤图像

病变呈低回声（箭头），后方回声衰减，其旁可见卵巢回声（＊：卵泡）

（三）鉴别诊断

应与浆膜下子宫肌瘤、卵巢囊肿等相鉴别。多数情况下，可以发现浆膜下肌瘤与子宫相连的蒂，鉴别较易；不能观察到蒂时，若见双侧完整、正常的卵巢结构，则有助判断为浆膜下子宫肌瘤，若同侧的卵巢未显示或不完整，则卵巢纤维瘤可能性大。少数质地致密的纤维瘤，声像图上回声极低，尤其经腹扫查时可表现为类似无回声样的包块，可能误诊为卵巢囊肿，经阴道超声仔细观察囊肿后方

回声增强的特征及病灶内有否血流信号可帮助明确诊断。

十一、成熟性畸胎瘤(皮样囊肿)

(一)病理与临床

成熟性畸胎瘤即良性畸胎瘤,肿瘤以外胚层来源的皮肤附件成分构成的囊性畸胎瘤为多,故又称皮样囊肿,是最常见的卵巢良性肿瘤之一。大体病理上,肿瘤最小的仅 1 cm,最大可达 30 cm 或充满腹腔,双侧性占 8%～24%;肿瘤为圆形或卵圆形,包膜完整光滑;切面单房或多房。囊内含黄色皮脂样物和毛发等。囊壁内常有一个或数个乳头或头结节。头结节常为脂肪、骨、软骨,有时可见到一个或数个完好的牙齿。成熟畸胎瘤可发生在任何年龄,但 80%～90% 为生育年龄妇女。通常无临床症状,多在盆腔检查或影像检查时发现。肿瘤大者可及腹部包块。并发症有扭转、破裂和继发感染。由于肿瘤成分多样、密度不一,易发生蒂扭转,扭转和破裂均可导致急腹症发生。

(二)声像图表现

由于本病组织成分多样,其声像图表现也多种多样,诊断主要依靠以下特征性表现(图 7-12)。

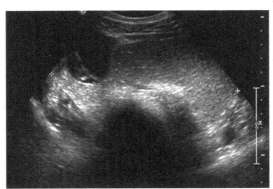

图 7-12 卵巢成熟畸胎瘤图像

腹盆腔巨大混合回声,内部可见点状回声、线状回声、无回声以及强回声光团后伴声影

(1)为类圆形混合回声,边界较清晰,外形规则。

(2)内部可见散在点状、短线样强回声(落雪征),为毛发的回声。

(3)内有多发强回声光团后伴声影,其组织学类型为毛发和油脂,有时几乎充满整个囊腔,易被误认为肠道气体造成漏诊。

（4）脂-液分层征：高回声油脂密度小而浮在上层、含有毛发和上皮碎屑的液性成分密度大而沉于底层。两者之间出现分界线，此界线于患者发生体位变化时（平卧、站立和俯卧等）随之变化。

（5）囊壁上可见强回声，后方声影明显，此为壁立结节征，其成分为骨骼或牙齿。

（6）杂乱结构征：肿瘤内因同时含有多种不同成分而同时出现落雪征、强光团和脂-液分层征。

（三）鉴别诊断

成熟性畸胎瘤的声像图表现较典型，鉴别较易。但仍需与巧克力囊肿、黄体囊肿、肠管等相鉴别。畸胎瘤内密集点状回声的回声水平常高于巧克力囊肿，且常见有后方声影的团状强回声；黄体囊肿囊内回声水平较畸胎瘤低。特别需要注意的是与肠管及肠道胀气相鉴别，应仔细观察肠管蠕动，必要时嘱患者排便后复查。此外，还应注意有无畸胎瘤恶变及畸胎瘤复发。

十二、未成熟性畸胎瘤和成熟畸胎瘤恶变

（一）病理与临床

少见的卵巢恶性肿瘤，好发于儿童和青年女性。成熟畸胎瘤恶变发生率为 $1\%\sim2\%$，主要发生于年龄较大妇女。可出现血 AFP 升高。大体病理上，大多数肿瘤为单侧性巨大肿物。瘤体包含 3 个胚层来源的组织。未成熟畸胎瘤中除三胚层来的成熟组织外还有未成熟组织，最常见的成分是神经上皮。肿瘤多数呈囊实性，实性部分质软，肿瘤可自行破裂或在手术中撕裂。可见毛发、骨、软骨、黑色脉络膜及脑组织等，但牙齿少见。未成熟畸胎瘤多见于年轻患者，平均年龄为 17～19 岁。常见症状为腹部包块、腹痛等；因腹腔种植率高，60％有腹水。血清 AFP 可升高。

（二）声像图表现

肿瘤结构杂乱，以囊实性表现为主，声像图与其他卵巢癌无特征性差异（图 7-13）。有时可见伴声影的团状强回声。

（三）鉴别诊断

本病超声表现与其他原发卵巢癌相似，鉴别依靠病理。

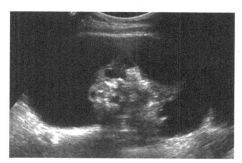

图 7-13 未成熟畸胎瘤

盆腹腔巨大混合回声,边界尚清、外形欠规则,内可见不
规则中高回声、分隔及无回声

十三、卵巢转移癌

(一)病理与临床

卵巢转移癌的原发部位主要是胃和结肠,其次还有乳腺、肺、泌尿道、淋巴瘤、生殖器官(子宫、阴道、宫颈、对侧卵巢等)。通常发生在生育年龄妇女。60%~80%为双侧发生。库肯勃瘤特指内部含有印戒细胞的卵巢转移性腺癌,原发于胃肠道,肿瘤呈双侧性、中等大小,多保持卵巢原状或呈肾形。一般与周围组织无粘连,切面实性、胶质样、多伴腹水。镜下见典型的印戒细胞,能产生黏液;周围是结缔组织或黏液瘤性间质。本病预后差。

(二)声像图表现

双侧卵巢增大,但多保持原有形状,有时外缘不规则呈结节状,有清晰轮廓。为以实性成分为主的实性包块,或间以囊性成分的囊实性包块(图 7-14),内部呈中高、中等或低回声,后方回声可衰减;CDFI 显示瘤内血流丰富。常伴腹水。

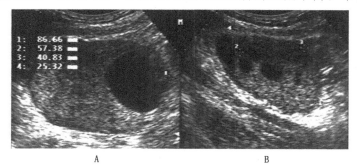

图 7-14 卵巢库肯勃瘤

右侧(A)及左侧(B)附件区混合回声,边界尚清,均呈类圆形、以中等回声为主

(三)鉴别诊断

卵巢原发肿瘤和继发肿瘤的鉴别相当重要,因为两者的临床治疗方式和预后有很大差别。本病的主要特点是双侧、以实性为主、具有一定的活动度的附件区肿物。如患者有消化道、乳腺等部位的恶性肿瘤病史或有不适症状,应考虑到转移性卵巢癌的可能。

十四、卵巢肿瘤蒂扭转

(一)病理与临床

卵巢肿瘤蒂扭转是常见的妇科急腹症,单侧常见。卵巢畸胎瘤、卵巢冠囊肿,以及卵巢过度刺激综合征等是造成扭转的常见病因,卵巢体积增大导致其蒂部相对变细而使卵巢易发生扭转;正常卵巢发生扭转少见。蒂由输卵管、卵巢固有韧带和骨盆漏斗韧带组成。急性扭转发生后,静脉、淋巴回流受阻,瘤内有出血,瘤体急剧增大,可导致卵巢发生坏死。慢性扭转症状不明显,间歇性或不完全扭转时,卵巢明显水肿。急性扭转的典型症状是突然发生一侧下腹剧痛,常伴恶心呕吐甚至休克。妇科检查可触及张力较大的肿块,压痛以瘤蒂处最为剧烈。卵巢蒂扭转一经确诊应立即手术。

(二)声像图表现

卵巢蒂扭转的声像图表现取决于扭转发生的时间、扭转的程度(完全性扭转、不完全性扭转)、伴发的肿瘤或卵巢内出血的情况,所以在扭转的早期声像图无特征性表现,往往给早期诊断带来困难。典型的病例声像图特征包括以下几点。

(1)扭转的卵巢多位于子宫的上方、靠近中线的部位。

(2)扭转的卵巢体积弥散性增大,并包含一个或多个出血性坏死导致的低回声或中等回声区(图 7-15)。

(3)在蒂部有时可以见到低回声的缠绕的血管结构,由多普勒检查可以沿卵巢韧带和漏斗韧带显示卵巢血供,如果检测到高阻动脉或动静脉血流缺失,可以帮助超声做出特异性诊断。

(4)非特异性表现:附件区无回声、混合回声,壁厚,内部有出血,盆腔积液。

(三)鉴别诊断

本病多出现于妇科急诊患者,临床症状对于诊断非常有帮助。超声医师往往由于卵巢的肿瘤性疾病容易为超声所观察到,而忽略本病的存在导致漏诊。因此,应提高对本病的认识。

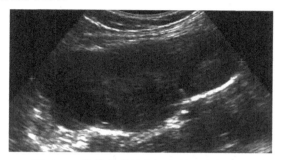

图 7-15　卵巢刺激综合征合并卵巢蒂扭转

患者曾行 IVF-EP,后行减胎术。患侧卵巢增大(卡尺之间),边界尚清,形态不规则,内部多个低-无回声,边界模糊;卵巢实质回声普遍降低

第二节　输卵管疾病

一、子宫输卵管声学造影

正常输卵管不易显示,输卵管声学造影可用来诊断不孕症,显示输卵管通畅与否,输卵管积水及输卵管肿瘤等。

方法:在月经干净 3～8 天,适当充盈膀胱,在超声仪器监控下,按常规输卵管通水方法,将通水管放入宫腔内,再用 3‰ 过氧化氢 8～10 mL 通过通水管缓缓注入宫腔内,同时用超声仪器观察过氧化氢气泡沿输卵管腔移动情况,注意是否从输卵管伞端溢出,此时患者即感觉腹部不适。

二、输卵管积水及炎性肿块

(一)病理

输卵管积水是由于炎症(性病、结核、细菌感染等)致使伞端闭锁,管腔内渗出物聚集而成,管腔膨胀,形成"腊肠样"。急性感染也可形成输卵管积脓。

(二)超声表现

输卵管积水显示在附件区"腊肠样"液性暗区,清亮,囊壁薄,光滑。卵巢常可显示。如果液性暗区内有细小光点,又有发烧,血象高,脓性白带则考虑输卵管积脓(图 7-16)。

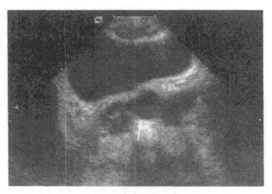

图 7-16　输卵管积水声像图

附件炎性肿块:由输卵管卵巢炎症引起渗出,纤维化增生包绕肠管、大网膜及子宫形成。超声显示不规则液性暗区,可延伸到子宫两旁及直肠子宫陷凹处,边界可清晰,亦可不规则,周围有肠管气体包绕。液性暗区内有纤维素样光带(图 7-17)。

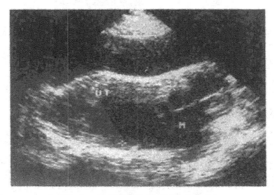

图 7-17　附件炎性肿块声像图

(三)临床价值

输卵管积水、积脓及炎性肿块,均可因部位不同而图像有区别,可结合临床做出诊断。单纯附件炎在临床及图像上无特异性,故不能做诊断。

三、原发性输卵管癌

(一)病理

原发性输卵管癌多见于绝经前后,与不孕症及慢性输卵管炎症有关。典型症状为无任何不适的阴道大量排液,早期为清亮液体,晚期为血性。因少见,极易误诊。输卵管癌多为腺癌,常为单侧,好发于壶腹部,病变起自输卵管黏膜层,输卵管增粗呈腊肠形或梨形,实性,大小不等,常与周围组织、网膜、肠管粘连,形成肿块。早期不易诊断。

(二)超声表现

一侧附件区呈实性腊肠形或梨形肿块,与子宫紧连,向盆侧壁延伸及对侧转移,子宫常增大,边界毛糙,分界不清。伴腹腔液性暗区。如有网膜及腹膜转移,可出现小结节或下腹部实性肿块。

(三)临床价值

原发性输卵管癌较卵巢肿瘤更不易早期发现,不仅是检查手段无法早期发现,其临床症状易被忽略,一旦发现均已是晚期,预后极差,故定期体检,做阴道、宫颈涂片极为重要。

第三节 流 产

流产是指妊娠在 28 周前终止,胎儿体重在 1 000 g 以下。根据流产发生的时间,分为早期及晚期两种。早期流产是指流产发生在妊娠 12 周以前,晚期流产是指流产发生在妊娠 12 周以后。随着新生儿科处理早产儿水平的提高,发达国家有生机儿的孕周已确定为 24 周,换言之,24～28 周的流产儿是有机会存活的,故目前国际上也称＜28 周的流产为"极早期早产",在新生儿死亡的三大原因中,早产最为常见,占新生儿死亡的一半,继之为感染和窒息。

流产是产科病理中最常见的一种,约 1/4 的妊娠可发生流血,其中约一半发展为自然流产。

一、病因及病理

流产常见的病因有以下几种。

(一)遗传因素

染色体异常是自然流产最常见的原因,占早期流产的 $50\%～60\%$。多数染色体异常是由于卵子或精子分裂不均等,形成三体、单体、多倍体及其他结构异常,少数是由于夫妇之一存在染色体异常情况,包括平衡易位等,引起胚胎的染色体缺失、多余或结构异常。另外,受精卵也可因某些因素发生基因突变。染色体异常的胚胎多会发生流产,即使少数发育成胎儿,也多合并严重的功能异常或畸形。

(二)外界因素

母体接触有毒物质如镉、铅、有机汞及一些放射性物质等。这些有毒物质可能直接作用于胚胎细胞,也可能作用于胎盘而影响胎儿,引起流产。

(三)母体因素

母体全身疾病,如急性传染病、细菌或病毒感染,尤其是病毒感染,可通过胎盘进入胎儿血液循环,使胎儿死亡而发生流产。母体内分泌疾病,如黄体功能不足、甲状腺功能亢进或低下、糖尿病等都可影响蜕膜、胎盘,甚至胚胎的发育而导致流产。孕妇子宫畸形、合并子宫肌瘤、卵巢肿瘤、宫颈功能不全等可能影响宫内环境而导致流产。妊娠期腹部手术,特别是早孕期,手术时拨动了腹腔或盆腔脏器,刺激子宫收缩引起流产。

(四)免疫因素

由于母儿双方免疫不适应而导致母体排斥胎儿发生流产。

(五)母儿血型不合

如 ABO 溶血及 Rh 溶血。

(六)宫颈功能不全

原发性宫颈功能不全是由于宫颈含纤维组织、弹性纤维及平滑肌等成分较少;继发性是由于创伤如急产宫颈撕裂、宫颈手术等因素造成宫颈纤维组织断裂、括约肌能力降低,使宫颈呈病理性松弛及扩张。宫颈功能不全多发生在中孕期,为晚期流产及早产的主要原因,再发率很高。

病理上,多数流产是胚胎先死亡,然后底蜕膜出血,形成血肿,刺激宫缩排出胚胎或胎儿。少数先有宫缩、流血、宫颈扩张,此时胎儿依然存活。待胎盘完全从宫壁上剥落后胚胎才死亡。宫颈功能不全的流产多为晚期流产,随着胎儿长大、羊水增多、宫腔内压力增高,胎囊向宫颈内口突出,宫颈管逐渐缩短、扩张。这类患者常无明显宫缩而胎膜突然破裂,胎儿随之排出。少数流产胚胎已经死亡或根本未发育,但妊娠囊继续增长且胎盘也继续发育,临床上无腹痛流血症状,被称之为孕卵枯萎。

8 周前的流产由于胎盘绒毛尚未完全成熟，与子宫蜕膜连接得不很紧密，多数妊娠物可整个从宫壁剥落，形成完全流产。8～12 周的流产由于胎盘已与蜕膜紧密连接，常常不能被完全排出。在临床上流产过程可划分为以下 4 个不同阶段。

（1）先兆流产：指妊娠 28 周以前出现阴道流血、腰痛等症状，但宫颈口未开，无妊娠物排出，胎儿仍然存活。先兆流产可能继续妊娠，上述症状消失；也可能发展为难免流产。

（2）难免流产：指流产已不可避免，阴道流血增多、宫颈扩张。腹痛加剧、胚胎已死亡或仍存活，羊膜已破或未破。

（3）不全流产：部分妊娠物已排出，但仍有部分残留在宫腔内。此时因宫缩不良，出血很多，严重时可致出血性休克。

（4）完全流产：妊娠物已全部排出，宫缩良好，出血明显减少或停止，腹痛消失。

宫颈功能不全往往是在无宫缩的情况下宫颈口扩张，羊膜囊膨出，胎儿及妊娠附属物排出，与自然分娩过程相似。

二、临床表现及检查

生育年龄妇女，有停经史，继之出现阴道流血。处于不同的流产阶段临床表现可有所不同。先兆流产只是少量流血、轻微腹痛，无组织物排出；难免流产时出血增多，腹痛加剧，或胎膜已破，妇科检查有时见宫口扩张，有组织物堵于宫颈；不全流产时一般已有部分妊娠物排出，阴道流血仍然很多，腹痛剧烈，妇科检查宫口扩张，组织物或堵在宫颈口或排出在阴道内；妊娠物排出后，腹痛消失，阴道流血减少，则可能为完全流产；宫颈功能不全者往往无宫缩等症状，突然宫口扩张，胎膜膨出或破裂，继之胎儿排出。

三、诊断

超声判断流产，主要是通过观察妊娠囊、卵黄囊、胚芽、胎心搏动情况，以及胎盘、宫腔内有无出血。自超声应用于早孕期协助诊断流产以来，发现相当一部分"月经延迟"的病例为早早期流产。

先兆流产时，妊娠囊大小、增长率及其形态仍然正常，妊娠囊也位于宫腔内的正常部位。卵黄囊的显现、大小和形态也正常。这就是说，该出现胚芽时就应显示胚芽回声，其头臀长多为正常；该出现原始心管搏动时超声就应见到心管搏动。有阴道流血而胎心搏动正常者，一般提示其预后良好，自然流产的发生率从

40%～50%下降到1.3%～2.6%。胚胎心率减慢与不良预后有关。先兆流产时,宫腔内无积血或仅有少量积血。由于多数病例无法告知确切受孕日期,因此,对超声所见与停经周数不符的病例,随访动态观察妊娠囊、卵黄囊、胚芽胎心的出现和头臀长增长情况显得尤为重要。

宫腔内积血(图7-18)的形成多数是由于滋养层与蜕膜之间出血积血,称之为绒毛膜下血肿。如血肿<50 mL,发展成正常妊娠的机会较高。反之,血肿>50 mL,发展为难免流产的机会较高(图7-19)。

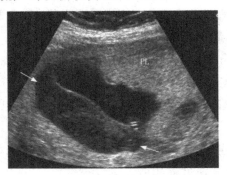

图7-18 宫腔积血

宫腔内见较大积血块(箭头所示),胎盘位于对侧(PL)

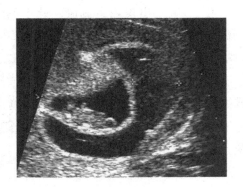

图7-19 宫腔积血

妊娠8+周,宫腔内大片积血呈囊性无回声区(测量键)包绕妊娠囊

难免流产时,声像图显示妊娠囊无增长或增长率<0.7 mm/d。妊娠囊无增长或增长缓慢多提示预后不良。但仍有一部分(1/4～1/2)难免流产者,其妊娠囊增长仍属正常,尤其是孕卵枯萎的病例。难免流产时声像图上还能见到妊娠囊不规则、塌陷、萎缩、边缘模糊不清、位置下移至宫颈内口或颈管内(图7-20),卵黄囊消失或太大等表现(图7-21)。在卵黄囊径线>10 mm的病例中,约92%

的病例预后不良。妊娠囊＞20 mm 而未见卵黄囊也提示难免流产。孕卵枯萎表现为妊娠囊形态尚规则、边界清晰、有一定张力,径线可以正常或小于相应孕周,胎盘表现也正常,但内部未见卵黄囊及胚芽回声(图 7-22)。难免流产妊娠囊内常无胚芽,有时见数个小囊样结构(图 7-23)或条状光带,偶尔见到胚芽,也多无胎心搏动或有胎心搏动但节律缓慢,若心率＜85 次/分,发展为难免流产的可能性极大。另外,宫腔内或颈管内出现不规则液性暗区及中高、中低回声区时,多为血液及血块所致。有时胎盘因退行性病变而发生囊性变化,内部出现不规则低回声区。感染性流产时,子宫增大,宫腔内充满不均质低回声区。

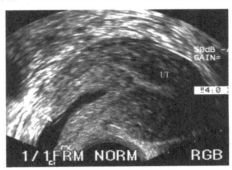

图 7-20　难免流产

妊娠 11$^+$ 周,妊娠囊形态极不规则、塌陷,并下移至颈管内(箭头所示)。宫体位于图像右侧(UT),宫腔空虚

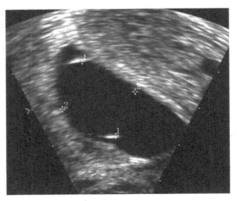

图 7-21　难免流产

妊娠 11$^+$ 周,妊娠囊内未见胚芽,见巨大卵黄囊(测量键)回声

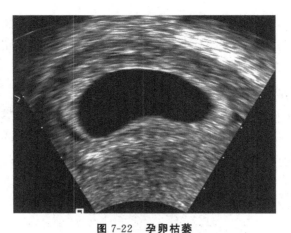

图 7-22 孕卵枯萎

妊娠 11$^+$ 周,妊娠囊尚规则,张力正常,胎盘显示正常,但未见胚芽

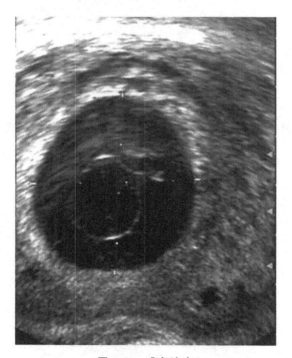

图 7-23 难免流产

妊娠 8$^+$ 周,妊娠囊内未见胚芽,见数个大小不等的囊性结构

多数不全流产声像图上已看不见妊娠囊回声,仅见宫腔内不规则低回声团块,为妊娠组织及血液、血块。少数见极不规则的妊娠囊,且往往下移至宫颈内口或颈管内。完全流产则表现为宫腔内膜薄而清晰、光滑,宫腔内无不规则回声

团块。但可以残存极少量液性暗区。宫颈功能不全的超声诊断是通过测量宫颈长度、观察宫颈内口、妊娠囊有无突出而做出判断的。宫颈长度的测量有以下 3 种途径。

1.经腹壁测量

患者需适度充盈膀胱,显示宫颈内口及外口,再测量其长度。该方法方便易行,但缺点是测量误差较大。当膀胱充盈不足时,宫颈显示不清,测量不准确;当膀胱充盈过度时,宫颈包括子宫下段压扁拉长,测量也不准确。

2.经阴道测量

可清晰地显示整个宫颈,从内口至外口。但操作要轻柔,以免碰破已突入阴道内的胎囊。有些宫颈功能不全患者可能不愿意接受经阴道超声。

3.经会阴测量

该方法安全可靠,操作也方便,患者易接受,不必充盈膀胱。一般宫颈内口总能清晰显示,但有时宫颈外口显示不清,原因是阴道内少量气体或直肠内气体所形成的声影正好落在宫颈外口处。操作时,患者取膀胱截石位,用手套包住腹壁探头,手套内外均涂以耦合剂,将探头置于会阴部大阴唇偏后方处。据统计,约 80% 的病例通过经会阴扫查能被准确测得宫颈长度。3 种测量宫颈长度方法的声像图特点见图 7-24～图 7-26。目前,英国胎儿医学基金会推荐经阴道超声测量宫颈长度。

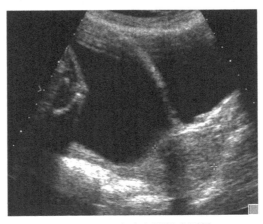

图 7-24　经腹壁宫颈长度测量

适当充盈膀胱,宫颈中央矢状切,显示宫颈管及宫颈内、外口,测量内、外口之间的距离

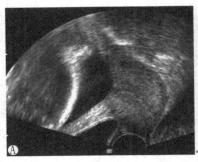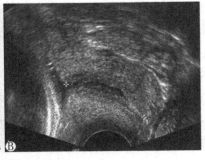

图 7-25　经阴道宫颈长度测量

A.阴道探头接近宫颈,但勿推挤宫颈,能清楚显示宫颈管及宫颈内、外口;B.有时能清晰地显示颈管内膜及颈管内黏液。测量宫颈内口至外口的直线距离(测量键)

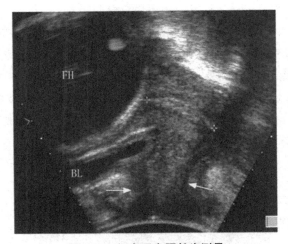

图 7-26　经会阴宫颈长度测量

探头置于会阴部,隐约见尿道(向右箭头)及阴道(向左箭头),膀胱(BL)上方为胎头(FH)。阴道顶端为宫颈,颈管及内、外口均能显示,测量内、外口之间的距离(测量键)

　　显示宫颈全长后从内口测量至外口。若宫颈管呈弧形弯曲,仍测量内外口之间的直线距离。正常宫颈长度≥30 mm(22～24 周平均长度 36 mm);早孕期及中孕前期子宫峡部尚未完全扩张,尚未完全形成子宫下段,故"宫颈长度"较长,其实是宫颈及子宫峡部的总长。自中期妊娠起子宫峡部渐渐扩展为子宫腔的一部分,至妊娠末期子宫峡部完全展开并被拉长,形成子宫下段。

　　宫颈功能不全声像图表现为宫颈长度变短,<30 mm,发现<15 mm 者早产风险直线上升。有报道,宫颈长度≤15 mm,占晚期流产病例的 90%,占≤32 周

早产病例的60%。宫颈内口呈不同程度的扩张（图7-27），有时可见羊膜囊突入于颈管内甚至阴道内。若宫颈长度测量结合孕妇以往妊娠史，可预测极早期早产（<28周）70%、早期早产（28~30周）45%、中期早产（31~33周）45%、晚期早产（34~36周）15%，人群筛查阳性率为5%。比用单一宫颈长度测量预测早产的准确性要高。

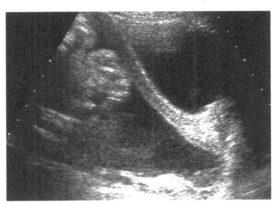

图7-27 宫颈功能不全

经腹壁超声示宫颈内口及外口均有扩张，羊膜囊突入至颈管内

宫颈功能不全宫颈缝扎术后，超声仍能继续观察随访宫颈情况。由于只能缝扎宫颈外口，缝扎后的宫颈长度≤3 cm属相当常见（图7-28）。有时见内口扩张，宫颈管呈倒三角形。只要外口紧闭，无羊膜囊膨出，无阴道流水，就能继续等待。

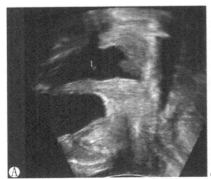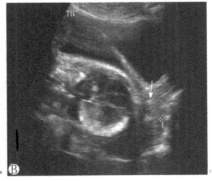

图7-28 宫颈功能不全

A.妊娠22⁺周，宫颈扩张，羊膜囊突入于颈管（测量键）；B.同一病例，宫颈缝扎术后，妊娠27⁺周，显示宫颈外口关闭（测量键）。可见宫颈前唇内的缝线（箭头）

血 β-HCG 的测定可协助诊断流产。在先兆流产时,血 β-HCG 仍可正常。但是,难免流产及不全流产血 β-HCG 就可能低于正常测值。系列观察血 β-HCG 变化将有助于了解妊娠的趋向,若 β-HCG 呈进行性下降则提示难免流产。完全流产时,β-HCG 多迅速下降至未妊娠状态。

宫颈阴道部胎儿纤维黏蛋白测定可用来预测早产风险率。22～24 周若呈阳性,早产风险率增加。

四、鉴别诊断

(一)异位妊娠时宫腔内假妊娠囊

流产与异位妊娠的鉴别非常重要。宫外孕病例有时宫腔内会出现假妊娠囊,会误诊为宫内妊娠流产。鉴别要点是真妊娠囊位于子宫内膜内,其一侧见宫腔线;而假妊娠囊位于宫腔内,囊壁是子宫内膜。真妊娠囊有双环征,假妊娠囊多数无双环征。另外,宫外孕时有附件包块,有时还可探及腹盆腔内游离液体。然而有时鉴别仍然较困难。

(二)双胎之一消失

有时双绒毛膜囊双胎妊娠其中一胎未能继续正常发育而流产。临床上,患者会出现少量阴道流血等流产症状或无症状。此时声像图可显示一大一小两个妊娠囊,大妊娠囊内胚芽胎心正常,小妊娠囊内未见胚芽。多数双绒毛膜囊双胎之一消失所存活的一胎仍能正常生长发育。

(三)葡萄胎

葡萄胎也是先有停经史,继之发生阴道流血。典型的葡萄胎声像图不难诊断,子宫增大,大于停经周数。宫腔内未见正常妊娠囊及胚胎,显示为多个密集小无回声区。不典型葡萄胎可能在胎盘内见一个至数个较大囊腔,易与难免流产相混淆,尤其是难免流产胎盘出现退行性病变时。部分性葡萄胎有时还能见到胚胎。葡萄胎的特点还有患者早孕反应一般较重,血 β-HCG 明显过高。

(四)月经失调

有些月经失调也有不规则阴道流血表现,但超声检查宫内、宫外不存在妊娠囊回声,且血 β-HCG 也在正常范围。

五、预后

先兆流产者如果妊娠囊、卵黄囊、胎儿发育正常,胎心搏动正常,一般有希望继续妊娠。患者应卧床休息、禁止性生活,也可适当用些安胎药。绒毛膜下血肿若出血停止,血肿也会渐渐缩小和消失,声像图上见血肿由开始时的中强回声变为中低回声,甚至无回声。但较大的血肿吸收的时间也较久。

难免流产和不全流产则应尽快使胚胎、胎盘组织排出。失血多的要给予补液、输血等。

宫颈功能不全若不事先予以宫颈缝扎,发生晚期流产和早产的概率会很高。对以往有晚期流产或早产史的孕妇,再次妊娠后可在 11～13 周宫颈扩张之前就进行宫颈缝扎术;或在 14～24 周每两周测量一次宫颈长度,在<25 mm 时缝扎宫颈。

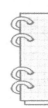

参 考 文 献

[1] 谢强.临床医学影像学[M].昆明:云南科技出版社,2020.

[2] 郑娜.实用临床医学影像诊断[M].青岛:中国海洋大学出版社,2020.

[3] 牟玲.实用临床医学影像[M].北京:科学技术文献出版社,2019.

[4] 葛郁荣,李莎,闫继栋.医学影像新解[M].北京:中医古籍出版社,2020.

[5] 田海燕,何茜,龙治刚.医学影像与超声诊断[M].长春:吉林科学技术出版社,2019.

[6] 高宏.医学影像规范用语[M].北京:人民卫生出版社,2020.

[7] 王伟.实用医学影像诊断[M].北京:科学技术文献出版社,2020.

[8] 谢明星,梁萍,李彩娟.医学影像超声学[M].北京:科学出版社,2020.

[9] 王建.现代医学影像诊断[M].北京:科学技术文献出版社,2019.

[10] 于广会,肖成明.医学影像诊断学[M].北京:中国医药科技出版社,2020.

[11] 杨军.新编现代医学影像技术[M].北京:科学技术文献出版社,2019.

[12] 沙占国.实用医学影像诊断[M].北京:科学技术文献出版社,2020

[13] 凌寿佳.医学影像技术与诊断[M].北京:科学技术文献出版社,2020.

[14] 索峰.现代医学影像诊断与临床[M].长春:吉林科学技术出版社,2019.

[15] 陈仲平.医学影像技术临床应用[M].北京:科学技术文献出版社,2020.

[16] 胡少平.现代医学影像诊断学[M].上海:上海交通大学出版社,2019.

[17] 谢晴.实用医学影像应用学[M].天津:天津科学技术出版社,2020.

[18] 夏瑞明,刘林祥.医学影像诊断学[M].北京:人民卫生出版社,2019.

[19] 黄旭东.实用医学影像诊断学[M].天津:天津科学技术出版社,2020.

[20] 郎国华.现代实用医学影像学[M].天津:天津科学技术出版社,2020.

[21] 舒大翔.实用医学影像技术与临床[M].北京:科学技术文献出版社,2019.

[22] 任悠悠.医学影像学诊断精要[M].南昌:江西科学技术出版社,2020.

[23] 余昌胤,陈琦,关晶.医学影像学实验教程[M].北京:北京大学医学出版社,2019.

[24] 李鹏,孙静.医学影像诊断病例精选与解析[M].西安:陕西科学技术出版社,2020.

[25] 李真真.新编医学影像学诊断应用[M].南昌:江西科学技术出版社,2020.

[26] 孙医学,张顺花.医学超声影像学实验指导[M].合肥:中国科学技术大学出版社,2019.

[27] 杜广芬.医学影像诊断思维与临床实践[M].北京:科学技术文献出版社,2020.

[28] 石小华,马新武.医学影像技术质量管理[M].青岛:中国石油大学出版社,2019.

[29] 贾培万.现代医学影像诊断新技术[M].北京:科学技术文献出版社,2020.

[30] 靳庆文,赵义厚,李登平.医学影像学[M].昆明:云南科技出版社,2019.

[31] 耿云平.医学影像检查技术方案与诊断[M].南昌:江西科学技术出版社,2020.

[32] 于呈祥.医学影像理论基础与诊断应用[M].北京:科学技术文献出版社,2020.

[33] 吕德勇.实用医学影像学[M].汕头:汕头大学出版社,2019.

[34] 吕洋.新编医学影像学诊断基础与临床[M].北京:科学技术文献出版社,2020.

[35] 王磊.医学影像诊断学[M].天津:天津科学技术出版社,2019.

[36] 伍康振,温福林.医学影像技术在医学影像诊断中的应用分析[J].中国医疗器械信息,2020,26(18):96-97.

[37] 曾英琅,刘昌华,邝菲,等.3.0T MR扩散加权成像在乳腺浸润性导管癌鉴别诊断中的价值[J].中国医疗设备,2019,34(10):79-81,85.

[38] 陈蕾蕾,陈自谦,许尚文,等.PET/CT显像常见伪影及质量控制[J].中国医疗设备,2019,34(2):17-20,24.

[39] 卢万玲.数字X线摄影与X线片诊断隐匿性骨折的应用价值分析[J].临床医学工程,2020,27(4):389-390.

[40] 郝海燕.阴道B超与腹部B超诊断异位妊娠的价值对比[J].影像研究与医学应用,2020,4(9):145-146.